母婴健康照护棘手问题解答
预防出生缺陷 孕育健康宝宝

U0221821

主　审： 王　华

主　编： 罗　煜　黄美华

副主编： 方俊群　荣晓萍　陈　兰　黄　伟

编　委：（按姓氏笔画排序）

龙小兰　龙旭胤　冯彬彬　成洋阳　全清华　阳　贞

杨湘峰　何满芬　林　波　周利平　贺定华　贾政军

郭　燕　唐雅兵　黄利敏　曹　蓓　蒋玉蓉　蒋进英

曾　秀　曾晓兰　曾海燕　谭　美

湖南科学技术出版社

图书在版编目（CIP）数据

母婴健康照护棘手问题解答：预防出生缺陷　孕育健康宝宝／罗煜，黄美华主编．—长沙：湖南科学技术出版社，2021.4

ISBN 978-7-5710-0864-2

Ⅰ．①母… Ⅱ．①罗… ②黄… Ⅲ．①产褥期－护理－问题解答②新生儿－护理－问题解答③小儿疾病－先天性畸形－预防（卫生）－问题解答 Ⅳ．① R714.61-44 ② R174-44 ③ R726.2-44

中国版本图书馆 CIP 数据核字 (2020) 第 233890 号

MUYING JIANKANG ZHAOHU JISHOU WENTI JIEDA YUFANG CHUSHENG QUEXIAN YUNYU JIANKANG BAOBAO

母婴健康照护棘手问题解答：预防出生缺陷　孕育健康宝宝

主　　编：罗 煜 黄美华

策划编辑：梅志洁

责任编辑：唐艳辉

出版发行：湖南科学技术出版社

社　　址：长沙市芙蓉中路一段 416 号泊富国际金融中心

网　　址：http://www.hnstp.com

湖南科学技术出版社天猫旗舰店网址：

　　　　　http://hnkjcbs.tmall.com

邮购联系：本社直销科 0731-84375808

印　　刷：长沙市宏发印刷有限公司

　　　　　（印装质量问题请直接与本厂联系）

厂　　址：长沙市开福区捞刀河大星村 343 号

邮　　编：410000

版　　次：2021 年 4 月第 1 版

印　　次：2021 年 4 月第 1 次印刷

开　　本：787mm×1092mm　1/16

印　　张：8.75

字　　数：175 千字

书　　号：ISBN 978-7-5710-0864-2

定　　价：35.00 元

前 言

　　十月怀胎，一朝分娩。每一个生命的到来，都是爱意的凝结。孕育生命的过程，充满了艰辛和期待。即将为人父母的你，真的准备好了吗？

　　临近预产期的准妈妈们需要做好哪些准备？快要生了是什么感觉？生宝宝真的很痛吗？怎样才能轻松顺利地生下宝宝？宝宝出生后，如何保持母乳充足的同时让妈妈恢复身材？如何科学坐月子？新生儿期是人生最脆弱的一个时期，当你和家人喜添新丁时，如何精心照顾宝宝？怎样才能让宝宝营养好、少生病、更聪明……为帮助准父母们解决诸如此类的棘手问题，我们邀请了一批产科和儿科专家，编写了《母婴健康照护棘手问题解答》，相信在本书中，你和你的家人将会寻找到想要的答案。

　　本书分为妈妈篇和宝宝篇。问题针对性强，解答具有科学性和实用性，辅以图片，通俗易懂，可为广大新手父母、爷爷奶奶、月嫂等提供指导。

2021 年 1 月

目录

第五章　母乳喂养，让宝宝赢在起跑线

宝宝篇

第六章　小天使驾到

第一节　认识新生命

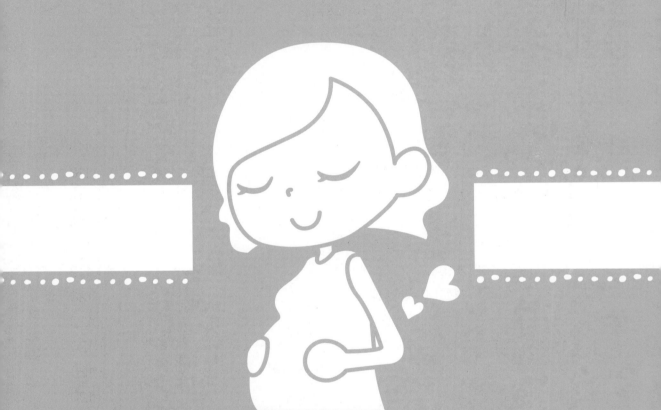

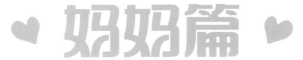

妈妈篇

第一章

迎接新生命，你们准备好了吗

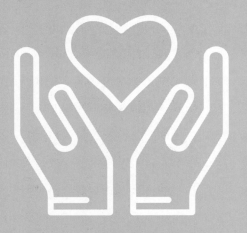

26 岁的"女神"小王终于和她心中的"白马王子"小张步入了神圣的婚姻殿堂。小两口度过了一段恩爱甜蜜的幸福时光。有一天，小张突然对小王说："我俩要个孩子吧？"小王点头："可以啊，我们年纪也不小了。""那还等什么？"小王大笑起来，对老公道："生孩子哪有那么容易呀，得先准备准备，我们就从做孕前优生健康检查开始吧！"

孕育健康新生命是每个家庭的梦想，充分的孕前准备、规范的产前检查、合理的孕期保健等对保障妈妈和胎儿的健康与安全是必不可少的。亲爱的朋友，让我们跟随小王一家开始健康孕育之旅，你准备好了吗？

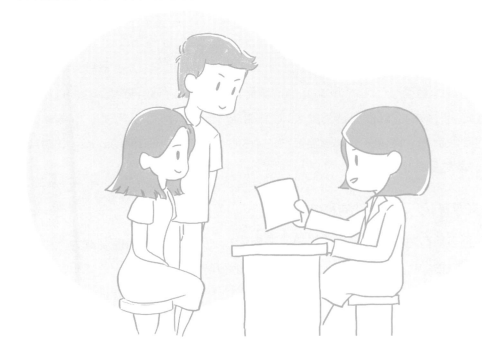

1 为什么要做孕前优生健康检查？

孕前优生健康检查，是医生从环境、心理、生物学的角度，对计划怀孕的夫妇在怀孕前 3 ~ 6 个月进行健康状况、家庭史、生活方式和行为等各方面的综合评估。通过孕前优生健康检查，可以及早识别夫妇自身和周围环境中存在的可导致流产、早产、死产、低出生体重儿、出生缺陷等不良妊娠结局的风险因素，提供个性化的咨询和健康指导服务，为宝宝提供一个最佳的发育环境。计划怀孕的夫妇有知情选择权。

2 孕前优生检查包括哪些项目？

国家提供的免费孕前优生检查主要包括健康教育、病史询问、体格检查、实验室检查、影像学检查、风险评估和咨询指导等。医生会根据夫妻双方的情况提供个体化的咨询和建议。

3 做孕前优生健康检查有哪些注意事项?

（1）抽血前一天禁烟、酒、茶、咖啡，限高脂、高蛋白饮食，避免剧烈运动。

（2）抽血前一天晚上 10 点以后，请禁食（包括牛奶、饮料）。

（3）女士月经期，不宜做妇科检查及尿检。

（4）白带常规检查，需取材前 24 小时内避免性交、阴道灌洗和局部上药等。

4 为什么孕前就要开始补充叶酸?

如果孕妇体内叶酸缺乏，可使胎儿发生神经管畸形（如无脑儿、脊柱裂等）的风险增加。孕前 3 个月至孕后 3 个月补充小剂量叶酸可以有效预防神经管畸形的发生。怀孕期间孕妇对叶酸的需求量比正常人大，正常的膳食一般难以满足孕妇的需要，必须进行额外的叶酸补充。建议在多吃富含叶酸的食物的同时，每天口服 0.4 mg 叶酸片或含 0.4 mg 叶酸的复合维生素。

5 孕期为什么要做超声检查?

由于超声检查对孕妇及胎儿均无明显损害，方法简便，诊断迅速，成为出生缺陷筛查中的重要检查项目，超声可以检出绝大多数的胎儿先天畸形。

利用超声，早期可发现胚胎停止发育、葡萄胎、异位妊娠等异常。

在孕 11 ~ 13^{+6} 周做超声检查，通过测量胎儿头臀长（CRL）以核对孕周，测量胎儿颈部透明度厚度（NT）判断胎儿是否存在严重的染色体异常或先天性心脏病（简称"先心病"）的风险。

孕 20 ~ 24 周进行系统胎儿超声检查以发现有无畸形，如肢体缺如、先心病等。为什么选择这个时间？因为如果检查时间过早，胎儿太小，有些器官发育尚未完善；过晚，相对羊水量减少，胎儿活动度小，胎位及胎儿骨骼声影均给超声检查带来困难，不易发现畸形。

孕 30 ~ 32 周进行超声检查了解有无胎儿宫内发育迟缓。

6 孕期要做多少次产检?

世界卫生组织建议无妊娠合并症的孕妇，怀孕后应该至少接受产前检查 8 次。分别为：妊娠 < 12 周、20 周、26 周、30 周、34 周、36 周、38 周和 40 周。我国目前推

荐的产前检查孕周为：妊娠 6 ～ 13^{+6} 周，14 ～ 19^{+6} 周，20 ～ 24 周，25 ～ 28 周，29 ～ 32 周，33 ～ 36 周，37 ～ 41 周（每周 1 次），如果孕期有异常情况，需要随时进行产前检查，并根据医生的指导酌情增加检查次数。

7 什么是唐氏筛查？

唐氏筛查用于预测发生唐氏综合征的风险。唐氏综合征又名 21 - 三体综合征，是人类最早被确定的染色体疾病，俗称先天愚型。由于唐氏综合征目前没有有效的治疗方法，给家庭和社会造成了极大的精神和经济损害。

唐氏筛查有两种方法，一是血清生化筛查，孕 9 ～ 13 周进行孕早期筛查，孕 15 ～ 20 周进行孕中期筛查；二是孕 12 ～ 26 周孕妇外周血胎儿游离 DNA 检测。筛查结果高风险，表示胎儿发生该种先天性异常的可能性较大，需要进一步检查。

8 什么是无创产前基因检测？

无创产前基因检测是通过采集孕妇的外周血，提取胎儿游离 DNA，采用新一代高通量测序技术，结合生物信息分析，得出胎儿患染色体非整倍体（21 - 三体，18 - 三体，13 - 三体）的风险。具有无创取样、无流产风险、灵敏度高、准确性高、假阳性率低的特点。对于唐氏综合征的检出率可达 99% 以上，而假阳性率低于 1%。

9 孕期为什么要做糖耐量试验？

糖尿病可导致胎儿畸形、感染、巨大儿、难产、新生儿呼吸窘迫综合征、低血糖等，对母婴均有不良影响。对孕前无糖尿病的孕妇孕 24 ～ 28 周进行糖耐量试验可以发现妊娠糖尿病。

试验前 3 天正常饮食，检测前晚，晚餐后 10 点开始禁食（禁食时间至少 8 小时），次晨先抽血测空腹血糖，再将 75 g 葡萄糖溶于 300 mL 温水中，5 分钟内服完，从饮糖水第一口计算时间，于服糖水后 1 小时、2 小时分别抽血测血糖，检查期间禁烟，静坐。空腹、1 小时、2 小时 3 次血糖值分别不高于 5.1 mmol/L、10.0 mmol/L、8.5 mmol/L 为正常，大于或等于该值即可诊断为妊娠糖尿病。妊娠糖尿病需要及时治疗，如饮食控制、适当运动治疗，必要时使用药物治疗等。

10 什么是产前诊断？

产前诊断是指对胎儿严重或致死性先天缺陷和遗传性疾病进行的诊断，包括相应的筛查。孕妇有下列情形之一的，需要进行产前诊断：

（1）羊水过多或者过少。

（2）胎儿发育异常或者胎儿有可疑畸形的。

（3）孕早期时接触过可能导致胎儿先天缺陷物质的。

（4）有遗传病家族史或者曾经分娩过先天性严重缺陷宝宝的。

（5）曾经有 2 次以上不明原因的流产、死胎或新生儿死亡的。

（6）年龄超过 35 周岁的。

（7）筛查结果异常的。

11 分娩前应该准备的物品有哪些？

想必每一位孕妈妈在产前的物品准备上都会做很多功课，你身边的"过来人"一定也会给你各种各样的建议，而各路商家推出的各种待产包让人目不暇接，面对这些也许会让你觉得无所适从。下面，给大家罗列一份实用且经济的物品清单，建议在生产前分类准备好。

宝妈生产前必备物品清单

物品类别	物品清单
证件、资料	夫妻双方身份证，生育证，医保卡（社保卡），孕期所有检查资料，母子健康手册（保健手册）或病历本
日常生活用品	餐具，微波炉专用盒，洗漱用品，水杯，衣架数个，大小脸盆各 1 个
妈妈用品	宽松棉质睡衣（前扣式）2～3 套，哺乳胸罩 2 件，束腹带 1 根，一次性产褥护理垫 2 包，计量型医用产后护理垫（带秤），大号棉内裤数条，产妇卫生巾
宝宝用品	纯棉衣服 2～3 套，包被 2 个，浴巾 2 条，小方巾 3 块（洗脸、洗澡、洗屁股），袜子 3～4 双，纸尿裤，湿巾纸等

12 临近预产期，孕妈妈还需要注意什么？

临近预产期，准妈妈除了按要求做产前检查，注意胎心胎动及身体情况外，可以适当进行一些轻体力户外活动，比如饭后散步等。

此时期注意尽量不要出远门，以防发生意外；如必须远行，建议咨询产科医生的意见，并随身携带孕期保健手册或母子健康手册。

临产前绝对禁止性生活，以免引起胎膜早破和感染。

第二章

妈妈，使劲儿

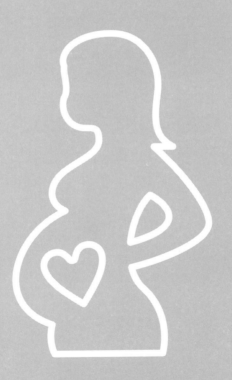

第一节　"快生了"是什么感觉

晚上，孕妈妈小王解完小便，发现手纸上有一丝鲜红色的血迹。"莫非是'见红'了？看来，我可能'快要生了'！"小王想。由于上过孕妇学校的课，小王此刻"胸有成竹"，再加上肚子不疼，她并不着急，而是对照产科医生提供的"宝妈生产必备物品清单"，认真整理打包。

今天早上起床时，小王感觉下腹部和腰部开始出现了轻微胀痛。到了中午，胀痛变得越来越明显，而且也越来越频繁了，大概十分钟有两次，胀痛的时候，还能摸到腹部是硬硬的。小王突然有种莫名的紧张，毕竟是第一次当妈妈！于是，她叫正在准备午饭的丈夫赶紧送自己去医院。

下面我们来为新妈妈们解读"快生了"的信号及应对措施，以缓解新妈妈们的紧张情绪。

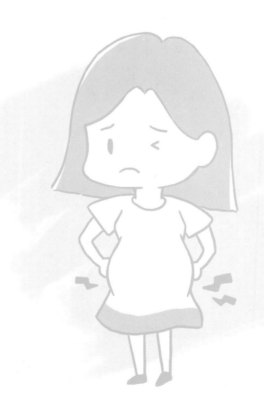

1 孕妈妈身体出现哪些信号提示"快要生了"？

当确定怀孕后，孕妈妈需根据自身和胎儿的情况定时做产前检查，并听从专业医生的建议选择分娩方式。如果在产检时医生已经告诉您具备了自然分娩的条件，那么当身体在出现以下任一信号时，您就应该考虑到自己"快要生了"。

（1）胎儿下降感：胎先露入盆衔接，子宫开始下降，准妈妈的胃压迫感消失，会自觉上腹部"舒服多了"。下降的胎先露可压迫膀胱引起小便次数增多。

（2）见红：阴道有少量血性分泌物流出，呈咖啡色或淡红色。通常发生在临产前24 ～ 48 小时内。此时孕妈妈还可以在家观察，待出现宫缩后再去医院。但如果阴道流血量超过平时月经量，则应立即去医院。

（3）不规则子宫收缩：子宫收缩就是俗称的"阵痛"。分娩发动前的宫缩特点为持续时间短，间隔时间长且没有规律；经常是夜间出现，清晨消失等。

2 孕妈妈如何减轻心理压力，树立分娩的信心？

入院后，医院生活环境与家中有所不同，孕妈妈可能会担心生产是否顺利，宝宝是否健康等，因而难免会出现焦虑、恐惧等心理不适。但健康的心理状态能缓解妈妈的压力，有助于顺利分娩，所以建议孕妈妈务必要放松心情，保持平静且充满自信，尽快熟悉周围环境，多与医护人员沟通。医护人员会用最大的爱心和耐心来帮助你平安度过这段特殊时期。

在待产过程中，孕妈妈可以自由选择舒适的体位，如坐、卧、走、趴、跪等。学习如何保持体力，如在宫缩间歇时休息；宫缩时，在助产士的指导下做拉玛泽呼吸法稳定情绪。具体方法，在孕妇学校促进自然分娩的课程里，老师会教，请务必要参加学习。

此外，让陪产的准爸爸帮助你按摩腰骶部，对缓解阵痛也是有效的。待产过程中，注意避免喊叫，以减少不必要的体力消耗。

3 怀孕多久分娩属于正常范围？

"十月怀胎，一朝分娩"，指的是将末次月经第 1 天作为妊娠的开始，7 天为 1 周，妊娠全过程约 40 周，即 10 个妊娠月。因为怀孕的具体日期不能确定，故分娩的日期也不能确定，一般认为：妊娠满 37 周至不满 42 周分娩者，属正常范围。

4 正常妊娠孕妇何时入院待产？

孕妇出现以下情况之一，即可入院待产。

（1）规律宫缩：是分娩开始的标志。子宫收缩从最初时每隔 10 ～ 20 分钟出现一次，逐渐缩短到 5 ～ 10 分钟一次，再到间隔 5 分钟左右出现一次；宫缩的持续时间越来越长，从最初的 5 ～ 10 秒，到临产后的 30 秒或以上，同时宫缩强度越来越强。通常，如果初产妇的宫缩为间隔 5 分钟左右一次，持续时间 30 秒钟左右，就需要入院待产了。

（2）胎膜破裂：俗称破水。胎膜破裂后，阴道内持续有羊水流出，表现为量中至多的无色液体，如小便失禁的感觉，需立即住院观察处理。

（3）阴道流血：阴道流血较多，量达到或超过月经量，可能出现了异常产前出血，如前置胎盘、胎盘早剥，需立即住院观察处理。

5 临产后孕妈妈应该怎么吃？

临产后，有些孕妈妈由于对分娩的恐惧，宫缩疼痛不停地侵袭，情绪和食欲都受到影响，既不想吃东西，甚至连水都不想喝，这些对分娩都是不利的。宫缩和疼痛相当于有氧运动，需要消耗大量热量及水、电解质，所以产程中必须有足够的能量供给，才能维持良好的肌肉收缩功能，才有体力把宝宝生出来。

（1）建议孕妈妈食用富含蛋白质、易于消化的食物，如馄饨、鸡蛋羹等，但需要避免进食油腻、油炸的食物。

（2）多喝水：适量补充果汁、含电解质的运动饮料，保证足够的水分摄入，但不建议喝含有咖啡因的运动饮料。

（3）少食多餐：孕晚期，孕妈妈的胃排空时间延长，极易存食，建议少食多餐。如果宫缩频繁，建议在宫缩间歇期抓紧时间少量进食。

第二节 "生宝宝" 真的很痛吗

到达医院后，感觉宫缩越来越"密"、越来越"厉害"的小王在丈夫的陪同下直奔急诊室。经过医生的检查，小王已经临产，于是便让护士陪着小王和小张一起去产房。产房安排助产士刘姐负责小王的陪产和接产工作。刘姐是一位有 30 多年助产经验的"老助产"，经她的手出生的新生儿已经近万名。刘姐在陪产过程中对一些分娩知识的讲解，仿

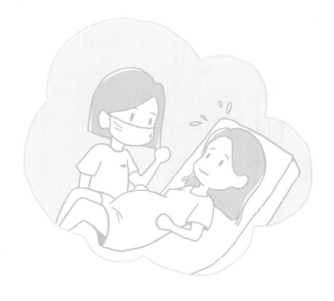

佛让小王和小张吃了一颗"定心丸"。

1 你了解分娩的过程吗？

自然分娩是在规律的子宫收缩作用下，子宫颈口由闭合状态到完全扩张，而后胎儿、胎盘由子宫经阴道娩出的不间断过程。这个过程在医学上被称为"产程"，通常分为 3 个阶段：

（1）第一产程，又称宫口扩张期，指的是从有规律的宫缩到子宫口开全的这段时间。初产妇（没有分娩经历的妈妈）一般不超过 20 小时，经产妇（有过分娩经历的妈妈）不超过 14 小时。

（2）第二产程，又称胎儿娩出期。一般初产妇最长不超过 3 小时，经产妇最长不超过 2 小时。如果是使用硬膜外麻醉进行镇痛分娩的妈妈，第二产程时间可能会延长 1 小时。

（3）第三产程，又称胎盘娩出期。从胎儿娩出后到胎盘娩出，一般需要 5 ~ 15 分钟，最多不超过 30 分钟。

2 分娩过程中应该注意哪些问题？

（1）准妈妈要保持良好的心理状态。不过分焦虑，注意休息。平静地对待每一次宫缩，把每次宫缩当成宝宝逐渐走近你的脚步，想象见到宝宝后的美好场景，树立分娩信心，不要喊叫或哭闹，避免体力过度消耗。

（2）准爸爸的悉心照顾与陪伴，就是一种最好的爱的表达，有利于夫妻感情的升华。

（3）注意补充能量。首选容易消化吸收的食物，如小米粥、面条等。

（4）每 2 ~ 3 小时排尿一次。及时排空膀胱，有利于胎头下降。

（5）做些分散注意力的活动有利于缓解疼痛。如看书、看电视、听音乐、交谈等。

（6）可以多活动，如室内散步等。注意尽量避免平卧位，可以取坐位、站立位等自由体位帮助产程进展。

3 分娩过程中有哪些方法可以减轻疼痛？

减轻分娩疼痛的方法有：

（1）呼吸减痛法：宫缩开始后，深吸一口气，然后慢慢呼气。深吸气时，放松腹部壁，反复做 4 ~ 5 次，呼吸逐渐变短，直至呼吸自然为止。继续慢慢呼吸，直到宫缩减弱。再继续做 4 ~ 5 次"深吸—慢呼"的呼吸运动，每次逐渐加深，直到宫缩暂停。孕妈妈通过呼吸法可以达到转移注意力、放松肌肉、减少紧张和恐惧的目的，从而减轻分娩疼痛。

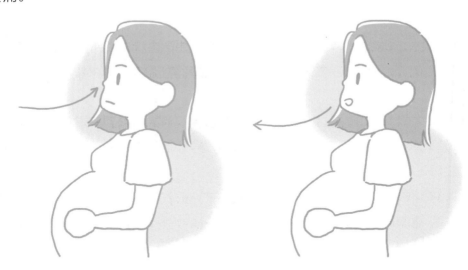

（2）拉梅兹按摩放松法：分娩是一个漫长的过程，按摩是一个能减轻产痛的较好方法。该方法大部分可以由准爸爸来完成。通过按摩，能让孕妈妈感到放松与舒适，也可以促进夫妻间的情感交流。

①按摩脊柱及脊椎两侧：适用于腰背部疼痛明显者。准爸爸先将两手张开，顺着脊椎两侧由胸脊向下按压滑动，然后以拇指指腹，沿着脊椎两侧，一节一节地轻轻按压，两种手法可交替应用。

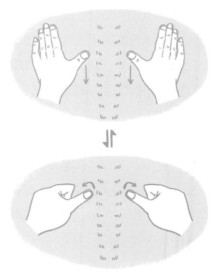

②按摩腰骶部：适用于腰骶部疼痛明显者。以手掌贴住腰骶部位，在原位平稳地做圆形运动。

③按摩腹部：适合腹痛明显者。以手掌由外向内顺着腹部做弧形按摩，这一按摩可由产妇自己完成。

④按摩大腿内侧：主要能避免腿部痉挛，并能放松会阴。用手在大腿内侧做圆形运动，双侧轮流按摩。

这4种按摩方法只要应用得当，可有效缓解疼痛。按摩时需要注意，按摩的手要直接接触产妇皮肤，不要隔着衣服，用力需适度。此外，按摩时可用些爽身粉以减少摩擦力。

（3）音乐疗法：可播放些舒缓的音乐，通过聆听音乐，将注意力从宫缩疼痛转移到音乐旋律中，分散对宫缩疼痛的注意力。

（4）水中分娩：分娩中可用温水淋浴，在充满温水的分娩池内，利用水的浮力和适宜的温度完成自然分娩的过程，缓解分娩的疼痛，同时也利于新生儿适应环境。

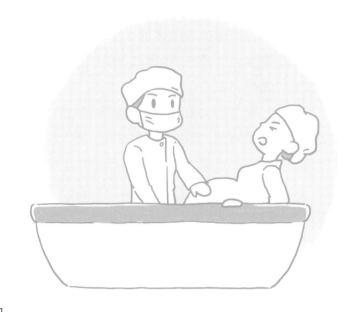

（5）脉冲波分娩镇痛：主要通过使用表皮层的电神经刺激器刺激胸椎和骶椎两侧，使局部皮肤和子宫的痛阈值增高，从而达到减轻宫缩疼痛的目的。

（6）自由体位：在产程中采用卧、走、立、坐、跪、趴、蹲等孕妈妈自感舒适的体位，加速宫口扩张和胎先露下降，从而缩短产程，促进自然分娩。

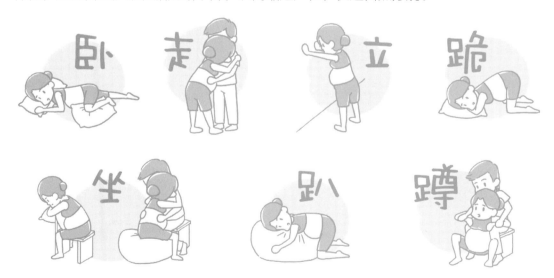

4 什么是无痛分娩？

即椎管内麻醉镇痛，俗称"无痛分娩"。由专业的麻醉科医生进行蛛网膜下腔阻滞（腰麻）、硬膜外阻滞或腰硬联合麻醉，持续注入低浓度麻醉药，持续镇痛直至分娩结束。

5 分娩过程中如何配合医务人员？

分娩是自然的生理过程，绝大多数女性都有能力自己完成分娩过程。所以分娩的主角是孕妈妈本人，医务人员会主动给予指导和帮助，意在让整个分娩更顺利。不同产程，孕妈妈需要配合的内容不同。

（1）第一产程：待产过程中，保持安静，注意休息，及时补充能量，定时解小便。主动向医务人员提供情况：如有无阴道流水，是否有大便感，子宫收缩的强度及自我感觉是否出现异常等。配合助产士指导的自由体位以纠正头位异常胎方位，以利于产程的进展。

（2）第二产程：此期是保障母婴安全的关键时期。宫口已开全，会有想解大便的感觉，助产士会指导孕妈妈如何正确用力，如在宫缩期如解大便样向下用力；宫缩间歇期，不要用力，让全身肌肉放松，安静休息，也可进食运动型饮料，补充体力。孕妈妈也可以在助产士指导下采取不同体位，及时向助产士反映自己感觉最舒适和最好用力的体位。当胎头即将娩出阴道口时，孕妈妈更要配合助产士的指导，如吹蜡烛般吹气，可以防止过快娩出胎儿，避免严重会阴撕裂。

（3）第三产程：宝宝与妈妈进行第一次皮肤接触，早吸吮，有利于母子感情的建立。到了此期，宝妈可以好好休息，等待娩出胎盘，配合助产士缝合会阴伤口。

第三章

幸福新生活的开始

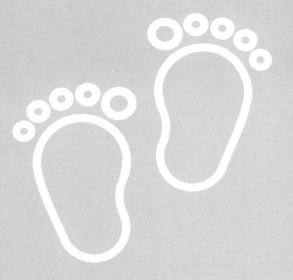

第一节　新妈妈的"完美蜕变"

经过丈夫的陪产和产房医护人员的努力，小王终于通过自然分娩，顺利生下一个 3 kg 的女婴。面对粉嫩粉嫩的宝宝，两口子兴奋不已。

留在产房密切观察 2 小时后，母婴生命体征稳定，于是刘姐将小王和宝宝送往产科母婴同室。责任护士小邓和刘姐在床旁对小王和宝宝的情况进行了认真交接。小邓向新妈妈小王和新爸爸小张耐心讲解产后保健知识。

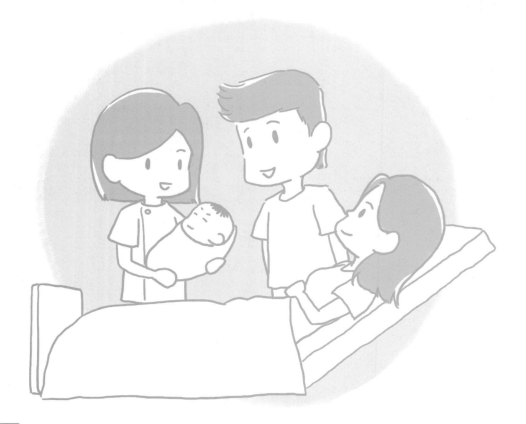

1 产后子宫主要会发生哪些变化？

分娩后，触摸下腹部，可以摸到一个圆而硬、类似胎儿头部的物体，那就是子宫底。产后第 1 天，子宫底平肚脐处；产后 10 天，由于子宫逐渐下降至盆腔，因此在腹部触摸不到了；产后子宫重量逐渐减少，由分娩结束时的 1000 g 降到未怀孕时的 50 ~ 70 g，产后 6 周子宫恢复到未怀孕前正常的大小。

2 产后阴道、外阴会发生哪些变化，什么时候可以恢复？

分娩后阴道壁肌肉松弛，阴道黏膜皱襞因过度伸展而消失，阴道空腔扩大。产褥期间阴道壁肌张力逐渐恢复，黏膜皱襞在产后 3 周左右开始出现。

分娩后外阴有轻度水肿，产后 2 ～ 3 天后可逐步消退。会阴有轻度撕裂伤或有会阴侧切缝合，无特殊情况的在 3 ～ 4 天内愈合。

3 产妇在月子里乳房会发生哪些生理变化？

分娩后，体内雌激素、孕激素和胎盘生乳素水平急剧下降，催乳素水平上升，乳房开始泌乳。乳汁的分泌在很大程度上取决于哺乳时的吸吮刺激，每次宝宝吸吮乳头时，可刺激妈妈产生泌乳反射，促进乳汁分泌，因此，产后要尽早开始母乳喂养。产后几天，由于乳汁分泌增多，部分妈妈会出现乳房温热胀满的感觉，这是生理性涨奶，一般不需要做特殊的处理，只要让宝宝多吸吮，涨奶的情况会逐渐得到缓解。

4 产后腹壁会发生怎样的改变？

产后腹壁皮肤会出现明显松弛，紧张度会在产后 6 ～ 8 周逐步恢复。妊娠期出现的下腹正中线色素沉着，可以在产褥期慢慢消退，但原有的紫红色妊娠纹变成银白色，成为永久性的白色妊娠纹。

5 产妇什么时候会恢复月经？

没有哺乳的妈妈一般在产后 6 ～ 10 周恢复月经，产后 10 周恢复排卵；哺乳的妈妈月经恢复的时间会推迟，平均在产后 4 ～ 6 个月恢复排卵。由于是先恢复排卵再恢复月经，所以即使在哺乳期，只要有性生活，也应该注意采取避孕措施。

6 产后发热是怎么回事？

产后体温一般都在正常范围，24 小时内稍微会有波动，不会超过 38℃。产后 3 ～ 4 天可能会出现体温增高（37.8 ～ 39℃），一般持续 4 ～ 16 小时降至正常，在排除感染引起的发热情况后，一般认为是泌乳热，通过加强母乳喂养等，体温会逐渐恢复正常。

7 产后间歇性的下腹疼痛是什么原因？

在排除因为疾病原因导致的腹痛情形后，间歇性的下腹疼痛为子宫收缩痛，经产妇疼痛更明显。宫缩痛多在产后 1 ～ 2 天出现，持续 2 ～ 3 天自然消失，不需要特殊的用药。

8 怎么判断产后恶露是否正常?

产后随着子宫蜕膜的脱落,含有血液、坏死蜕膜等组织经阴道排出称为恶露。恶露有血腥味,无臭味,一般持续 4 ~ 6 周,总量为 250 ~ 500 mL。正常的恶露根据颜色、内容物及持续时间不同可以分为血性恶露、浆液性恶露和白色恶露。

血性恶露:红色,含血液较多,一般持续 3 ~ 4 天。

浆液性恶露:淡红色,含浆液较多,一般持续 10 天左右。

白色恶露:色泽较白,含大量白细胞,持续 3 周左右干净。

产后 3 周,如果仍有血性恶露,并伴有臭味,多因子宫复旧不佳或宫腔内有胎盘、胎膜残留或宫内感染所致,应该及时到医院就诊。

9 产妇什么时候可以下床?

自然分娩的产妇,在产后 6 ~ 12 小时可以下床轻微活动,产后第 2 天可以在室内活动,视身体情况适当做产后运动操。

剖宫产术后,产妇应在床上活动,预防压疮和下肢静脉血栓。剖宫产术后第 2 天导尿管拔出后,尽量在医护人员或家人的协助下下床小便,需注意的是起床后先在床旁坐几分钟再站立起来,以免头晕摔倒。

第二节　新妈妈的烦恼

眼看已经是产后 5 小时了,小王还没有解小便。责任护士小邓在帮助小王按摩宫底的时候说:"你要尽快尝试排小便,不能憋着,我感觉到你的膀胱已经有尿液了。"可是小王不习惯在床上解小便,再加上小王在怀孕时本来就有痔疮,分娩后,痔疮变严重了,更让她不敢动,怎么办呢?让我们一起来解读新妈妈们的疑问,减轻她们的烦恼。

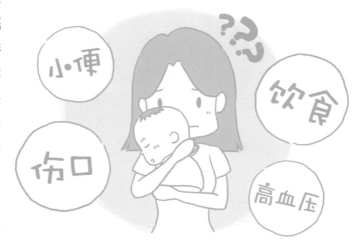

1 产妇小便解不出来怎么办？

（1）产妇在分娩后应尽早排尿，产后 4 ~ 6 小时内，无论有无想排尿的感觉，都应该主动排尿。

（2）一旦出现想解小便但又解不出的感觉，首先注意要在精神上放松，选择自己习惯的排尿体位，或通过用热水洗外阴、听流水声等方法诱发排尿。

（3）在脐下、耻骨联合上方放置热水袋，热敷下腹部，按摩局部，可以刺激膀胱肌收缩。

（4）如上述措施无效，应请医生进行处理。

2 产妇有痔疮怎么办？

如果产妇有痔疮，可以在医生的指导下外涂痔疮药膏或使用栓剂等进行治疗；还可以采用理疗、减少行走和久坐、调节饮食的方法缓解病情；注意保持大便通畅，禁食辛辣刺激性食物，多吃蔬菜和水果，预防便秘。

3 产妇如果有伤口，需要注意什么？

（1）会阴伤口：保持会阴清洁，每次大便后应清洗干净；会阴部有缝线的注意观察伤口周围有无渗血、红肿、血肿、硬结及分泌物有无异味，如有异常情况应该及时就医；会阴部有伤口时，采取健侧卧位，保持伤口局部干燥清洁。

（2）腹部伤口：需保持局部干燥清洁；注意观察伤口周围有无红肿、硬结、渗液等，出现异常应该马上就医；术后 1 周伤口无异常可去除敷料；需要拆线的按医嘱要求及时到医院拆线。

4 剖宫产术后的产妇，观察及照护要点有哪些？

剖宫产术后，产妇完全恢复的时间需要 5 ~ 6 周。

（1）采取合适的体位：剖宫产术后，产妇 6 小时内不睡枕头，尽量采取平卧位；6小时后将头部抬高，采取半坐卧位，此姿势可以减少腹部伤口张力，从而缓解疼痛、促进舒适，半坐卧位还有利于恶露的排出。

（2）注意适当活动：术后 6 小时，产妇在床上需要经常翻身，并注意活动双下肢，防止腹腔脏器粘连及双下肢静脉血栓的形成；术后 24 小时，可视自身情况下床活动，有利于恶露的排出和肠蠕动恢复；下床活动时，建议产妇先在床边坐几分钟，待没有心慌、气促、头晕等不适后再下床活动，以免发生直立性低血压。

（3）合理饮食：手术后，产妇 6 小时内禁食；6 小时后可进流质饮食，如萝卜汤，禁食奶、豆浆、糖等食物，以免引起胀气；肛门排气后可进半流质饮食，如煮烂的面条、米粥、菜泥、疙瘩汤、鲜汤炖嫩蛋、蒸蛋羹、肉汤冲鸡蛋等；肛门排气后2天或排大便后，可进普通食物，但需要忌油腻辛辣食品，如辣椒、姜、葱、蒜、胡椒等。

（4）产妇切口疼痛的照护：早接触宝宝，分散注意力，可减轻疼痛，疼痛难忍时，可在医生的指导下使用止痛药。及时用腹带包扎，减轻伤口张力，动作应轻柔，避免切口的震动和牵拉痛。

（5）有效咳嗽防止切口裂开：如为纵切口，咳嗽时轻按切口两侧，并向中心聚拢腹壁，以减轻切口张力；如为横切口，轻按切口，以减轻切口处震动。

（6）预防感染：

①注意观察切口及周围皮肤情况，要保持切口敷料干燥、清洁。如果切口流出较多黄色渗出液，可能是切口脂肪液化，要及时看医生；如果切口有红、肿、热、痛或有脓性分泌物、局部有压痛，切口自然裂开等情况，需要及时看医生。

②保持外阴清洁，产妇每天清洗外阴，及时更换污染的卫生垫巾。拔除导尿管后，多饮水，自行排尿。

5 如果产妇会阴有切口或有撕裂的伤口，如何观察及照护？

（1）保持产妇会阴部清洁干燥：每天用0.5%聚维酮碘棉球消毒会阴部伤口及会阴部2次。每次大小便后及时清洗会阴部，清洗的顺序由前到后。勤换卫生护垫，避免湿透。沐浴时不要盆浴，采用淋浴。

（2）采取合适的体位：产妇卧床休息时，采取抬高床头健侧卧位。这样可使伤口的积血流出伤口外，以免发生血肿，也可避免污染伤口。

（3）防止产妇会阴切口裂开：保持大便通畅，防止便秘。避免做下蹲、用力动作，勿提重物。坐立时身体重心偏向于健侧，可减轻伤口受压而引起的疼痛。避免摔倒或大腿过度外展而使伤口裂开。适当推迟下床活动时间，鼓励床上活动双下肢及翻身活动。

（4）观察产妇会阴切口的愈合情况：注意有无渗血、红肿热痛等炎症反应。会阴切口感染时表现为会阴部疼痛、坐位困难、局部伤口红肿、发硬、伤口裂开、有脓性分泌物流出、压痛明显，应及时看医生。

（5）产妇会阴切口异常的护理：会阴水肿明显、切口疼痛剧烈或有肛门坠胀感（有可能是阴道壁及会阴部血肿），应及时就医。

6 妊娠糖尿病的产妇，产后需要注意哪些？

（1）产后饮食原则：产妇的饮食应按量、按时、少量多餐，以达到正常血糖水平而又无饥饿感为最佳。忌糖制饮食，少食糖类（碳水化合物）较多的土豆、芋头、洋葱、胡萝卜、鲜豌豆等，多选用大豆制品、荞麦面、玉米面、含水分较多的茎叶类蔬菜、瓜果等，可以吃但必须限量的水果有苹果、梨、橘子等，并相应减少主食量。

（2）防止产妇发生低血糖：为避免发生低血糖，要经常监测血糖，晚间加点心。如产妇出现头晕眼花、情绪紧张、心慌、出冷汗、面色苍白、烦躁不安等不适可能是低血糖的表现，及时补充含糖食物。

（3）预防感染：合并妊娠糖尿病的产妇一般抵抗力低，极易患细菌性或霉菌感染。观察子宫的复旧，恶露的量与性状，会阴的伤口情况；保持皮肤的清洁干燥；注意乳房的清洁，如经常用温开水清洗乳头及乳晕，勤换内衣，防止乳腺炎的发生。

（4）母乳喂养：母乳喂养可以帮助产妇降低血糖值，还可以促进产妇子宫收缩，预防产后出血，因此建议尽早哺乳。

（5）适当休息与运动：每天保证高质量的睡眠8小时，产妇根据情况，尽早下床活动，适度运动有利于血糖的控制及产后恢复。运动方式以有氧运动最好，如在房间、病房走廊散步，于餐后1小时进行，持续20～30分钟。

7 妊娠期高血压的产妇，产后需要注意哪些？

（1）安静舒适的休养环境：注意避免声光刺激，必要时使用耳塞及眼罩，适当减少客人来访。

（2）充足的睡眠：保证产妇足够的睡眠时间，每天不少于8小时。

（3）适时适量活动：产妇应卧床休息，待血压平稳在正常范围内，体力恢复后才能逐渐下床活动和哺乳。产妇体位改变应缓慢，避免突然改变体位姿势而致头晕跌倒。有头晕、头痛、眼花等症状时应立即躺下或坐下休息，以防摔伤。

（4）合理饮食：产妇应进食高热量、高蛋白、高维生素、含铁丰富的食物，如肉类、蛋类、奶类及各类新鲜蔬菜水果；避免辛辣刺激及油炸食品，如辣椒、姜、葱、蒜、胡椒、油条、油饼、炸薯条等；减少动物性脂肪的摄入，如猪油、牛油、羊油等；食盐不必严格限制，但全身水肿的产妇应限制食盐的摄入量。

（5）加强产妇的皮肤护理：尤其是水肿的皮肤，加强翻身。

（6）观察产妇阴道流血情况，防止产后出血，如流血的量多及时就医。

8 产后出血的产妇，需要注意哪些？

（1）休息与活动：产妇应卧床休息，下床活动不可操之过急，应循序渐进，每次下床前，应先在床旁端坐几分钟，以避免直立性低血压发生而摔倒。

（2）母乳喂养：若无特殊情况，应尽早母乳喂养，以刺激产妇子宫收缩，减少出血量。照顾者要督促产妇及时排空膀胱，以免影响子宫收缩致产后出血。

（3）加强营养：产后失血多，体力消耗大，应为产妇提供营养丰富、高热量、高蛋白、高铁、高维生素的食物，如肉类、蛋类、奶类及各类新鲜蔬菜水果，促进身体康复，纠正贫血，增强抵抗力，忌食生、冷、硬、刺激性极强的食物，忌暴饮暴食。

（4）预防感染：产妇出血量多，抵抗力下降，应注意个人卫生，勤洗、勤换内衣内裤，勤换卫生护垫，保持会阴清洁。注意保暖，月子里禁盆浴及性生活。

（5）注意产妇阴道流血的量和颜色，如果有阴道流血多，颜色鲜红，有口渴、打哈欠、眩晕、恶心、呕吐、烦躁不安、胸闷、呼吸急促、出冷汗、面色苍白等症状及时就医。

第三节　新妈妈，你会吃吗

听说小王给老张家添了一个孙女，公公婆婆高兴得合不拢嘴，老两口赶紧从乡下来到长沙，探望刚分娩的儿媳和刚出生的小孙女。婆婆特地在家炖了一大盆老母鸡汤，端到小王床前，让小王赶紧喝了："这汤发奶，生完宝宝应该多喝汤。我生儿子的时候每天喝七八碗。乖，听话，多喝点，你的奶水才会多……"听着婆婆的唠叨，再看着泛着厚厚一层油的汤，刚晋升为新妈妈的小王犯愁了，于是赶紧求助责任护士小邓。

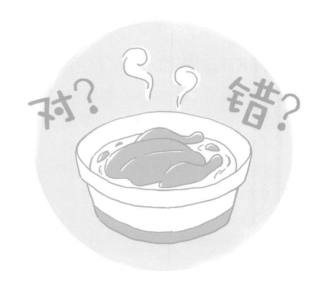

1　分娩后，妈妈需要立即发奶吗？

不需要。刚出生的宝宝胃容量小，虽然产后头几天初乳很少，但也能满足宝宝的需要。乳汁的产生是泌乳素与泌乳反射共同作用的结果。宝宝频繁、有效的吸吮是保证乳汁充足的前提。乳头受到刺激后，能使妈妈体内的泌乳素大大增加，产生泌乳反射，乳汁的分泌也随之增加。一般产后 2～5 天乳腺开始大量分泌乳汁，也称"下奶"。如果产后立即吃发奶食物，妈妈的乳腺管没有疏通，容易发生乳腺堵塞，引起乳腺炎。

2　哺乳期妈妈是不是要多饮汤？那如何喝汤呢？

哺乳期妈妈每天需水量比一般人增加 500 ~ 1000 mL，每天摄入的水量与乳汁分泌量密切相关，因此产妇宜多喝汤水。但餐前不宜喝太多汤。喝汤的同时要吃肉。不宜喝多油浓汤，可以喝鱼类、瘦肉、去皮的禽类、瘦排骨汤等，也可喝蛋花汤、豆腐汤、蔬菜汤、面汤及米汤等。根据传统说法，也可加入对"补血"有帮助的煲汤材料，如红枣、红糖、猪肝等，还可加入对催乳有帮助的食材，如子鸡、黄豆、猪蹄、花生等。

3　哺乳期妈妈的饮食与乳汁分泌有什么关系？

优质蛋白质可增进乳汁的质与量，鱼、禽、蛋、瘦肉是优质蛋白质的最好来源，也同时提供多种重要的矿物质和维生素，乳母每天应比孕前增加 80 ~ 100 g 鱼、禽、蛋、瘦肉。必要时可部分用大豆及其制品替代，如豆腐。

每天饮奶 400 ~ 500 mL，保证钙的供给。

为保证维生素 A 的供给，每周吃 1 ~ 2 次动物肝脏，如猪肝、鸡肝等，有利于提高乳汁中维生素 A 的水平，满足宝宝对维生素 A 的需要。至少每周摄入 1 次海鱼、海带、紫菜、贝类等海产品，采用加碘盐烹调食物和增加海产品摄入可增加乳汁中碘和 DHA 含量从而有利于宝宝的生长发育，特别是脑和神经系统的发育。

吃各种各样的蔬菜水果，每天摄入蔬菜 500 g，保证乳汁中维生素和矿物质的含量。

4　哺乳期妈妈为什么要忌烟酒？

哺乳期妈妈吸烟、饮酒会减少乳汁分泌，烟草中的尼古丁、酒精也可通过乳汁进入宝宝体内，影响宝宝睡眠及神经运动发育，因此乳母要忌烟酒。

5　哺乳期妈妈为什么要避免饮茶和咖啡？

茶和咖啡中的咖啡因有可能造成宝宝兴奋，长期摄入可影响宝宝神经系统发育，因此乳母应避免饮用浓茶和大量咖啡。

6　分娩后，妈妈为什么要吃蔬菜水果？

产后因为卧床休息、肠蠕动减弱、蔬菜水果摄入不够、伤口疼痛导致排便时不敢用力等容易发生便秘，建议多吃蔬菜水果，适量运动。如果蔬菜水果摄入不足则使维生素、矿物质和膳食纤维的摄入量减少，影响乳汁分泌量以及乳汁中维生素和矿物质的含量。

第四章

美丽辣妈炼成记

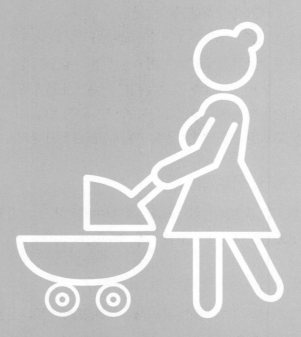

第一节　"科学坐月子"不简单

　　小王和宝宝今天就要出院了。小王一家非常感谢助产士刘姐及产科所有医护人员无微不至地关照。责任护士小邓也很开心，反复交代小王出院后的注意事项，小王的婆婆也按捺不住激动的心情，她当着众人的面，对小王表态："你生宝宝辛苦了，回家后你啥也不要做，只管在家里躺着不动，想吃啥就告诉我，安心坐好月子，其余的事情全交给我和宝宝她爷爷！"一旁的小邓急了，忙说："阿姨，坐月子也要科学哦！"

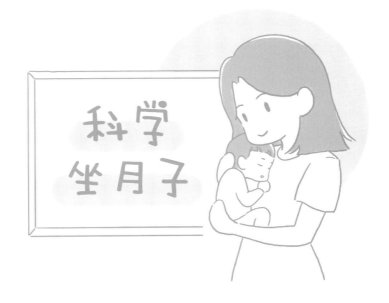

1 什么是"坐月子"？一般需要多久？

　　产后从胎盘娩出到产妇身体除乳腺外恢复至正常未怀孕的状态，一般需要6周，在这个阶段医学上称为产褥期。产褥期保健对产妇身体的恢复至关重要。而民间俗称的"坐月子"，一般为一个月左右。中国女性在产后自古有"坐月子"的风俗，认为妇女在生完宝宝后需要通过一个月的时间来调养身体，这在女性地位低的旧时代是具有特殊意义的，但有一些做法，是不科学的，不利于女性身心健康，需要我们理性对待。

2 坐月子真的有必要吗？

　　产妇由于分娩时出血多，加上出汗、腰酸、腹痛，会耗损体力，因此需要一段时间的休养，帮助身心恢复健康。在坐月子期间，实际上是妈妈生殖系统恢复的一个过程。恢复得好，对妈妈和宝宝的健康和未来生活的影响是积极的、有利的；相反，如果恢复得不好，不仅会影响产妇的身心健康，还会给未来的健康生活埋下隐患。因此，产后坐月子是有必要的，但需要科学坐月子。

3 坐月子期间产妇能不能刷牙？如何刷牙？

产妇在"坐月子"期间是可以刷牙的。月子期间产妇的身体抵抗力下降，口腔内的条件致病菌容易侵入；产后高糖、高热量食物进食较多，如果饭后不漱口、不刷牙容易造成食物残渣残留，引起牙龈炎、龋齿的发生，所以做好口腔卫生非常重要。

每天早晚可以选择软毛、刷头较小的牙刷刷牙，避免引起牙龈出血；刷牙时用温水避免刺激，每次餐后及时漱口。如果出现牙痛、牙龈红肿等异常情况应该及时就医。

4 坐月子期间产妇能不能洗头或洗澡？

传统的观念认为，产后不能洗头、洗澡，这个是错误的。产妇产后出汗多、阴道有恶露排出、乳房有溢乳，这个时期应该比平时更注意个人卫生，而且洗头、洗澡后还可增加产妇个人的舒适度，预防感染。如果正常分娩没有并发症，产妇自己感觉健康情况允许，则产后可以洗头、洗澡。

5 产妇洗头要注意什么？

产妇在"坐月子"期间是可以洗头发的，但需要注意以下事项：

（1）洗头发的水温要适宜。

（2）选择温和的洗护品。

（3）洗头后及时擦干头发。

（4）洗头时可以用指腹按摩头皮，促进头皮血液循环。

（5）避免使用塑料梳，防静电。

（6）洗头后不要马上睡觉，待头发彻底干后再睡，以免引起头痛等不适。

6 产妇洗澡需要注意哪些？

产妇在"坐月子"期间是可以洗澡的，但需要注意以下事项：

（1）浴室温度要适宜，冬季防寒夏季防暑。

（2）洗澡水温 38 ~ 42℃，冬季可适当调高温度，以舒适为宜。

（3）应该选择淋浴，避免盆浴，不能站立的可以坐着洗澡。

（4）洗澡时间不宜过长，尽量控制在 20 分钟内完成，如有不适立即停止。

（5）洗完后及时擦干身体，更换舒适衣物。

7 "捂月子"是怎么回事？到底对不对？

民间传统观念中，还有部分人认为坐月子期间不能外出，不能漱口、刷牙、洗头、洗澡，甚至不能下床。不管天气多热，房间不开空调，产妇穿着长衣长裤，戴着头巾或帽子，这就是传说中的"捂月子"。其实这是一种非常不科学的做法，对产妇有害无益。尤其在炎热的夏天，容易造成产后感染、产后中暑等，严重的可能危及生命，应该尽量避免。

正确的做法是：不论冬天、夏天，都应该合理调节室内温度，可以开空调，每天通风 2 次，每次 30 分钟；产妇穿着透汗透气的家居服，以舒适为主；并特别注意保持个人的卫生。

8 哺乳期间，产妇如何做好乳房保健？

哺乳期间，产妇的乳房护理很重要，可影响到母乳喂养的成功与否。

（1）哺乳前，洗净双手、按摩乳房，刺激泌乳反射。

（2）哺乳前，不能用肥皂清洗或者酒精消毒，以免损伤乳房皮肤及乳头，造成皲裂，产妇出汗较多时，可用温水毛巾轻轻擦拭。

（3）哺乳时，应该注意观察宝宝是否含住乳头和大部分乳晕，吸吮时妈妈感觉乳头是否疼痛。如果乳头疼痛，可能是宝宝含接不对，应该马上调整含接姿势，以免造成乳头皲裂。

（4）哺乳后，不要强行将乳头从宝宝口里扯出，要待宝宝吃饱后自行吐出。

（5）应做好按需哺乳，哺乳时应该吸空一侧乳房后，再吸吮另一侧乳房。

（6）避免长时间使用吸奶器，产妇应该学习自己挤奶。

（7）哺乳期间，建议产妇佩戴合适的棉质、前开口的哺乳文胸，以支托乳房，以防乳房下垂。

（8）睡姿适宜，避免挤压乳房。

（9）出现乳房肿胀、疼痛等异常情况，应该及时就医。

9 产妇应该穿什么样的鞋子？

产妇应该选择具有防滑、保暖、舒适等性能的鞋子。

（1）鞋子要防滑：产妇身体比较虚弱，经常要抱着宝宝，此时一旦摔倒后果很严重。

（2）鞋子要保暖：尤其在冬季，产妇末梢血液循环不佳，感觉脚凉，需要做好脚部的保暖。

（3）鞋子要舒适柔软：选择鞋子的时候，一定要看它的鞋底是否柔软舒适，鞋底太硬，站立时间过长，容易引起脚痛。

（4）鞋跟、鞋底不要过高：建议产妇尽量选择平底鞋或者鞋跟低的鞋子。穿鞋跟太高的鞋子，一是抱宝宝容易发生意外摔倒；二是穿高跟鞋会使身体重心过度前移，引起足部疼痛等不适；三是穿高跟鞋站姿不标准，容易使腰部产生酸痛感。

10 产妇怎么使用束腹带？

如果是剖宫产的产妇，术后及时使用束腹带，可以减少伤口的张力，从而缓解伤口疼痛。此外，使用束腹带对盆骨恢复、消除肚腩、调整身体曲线、防止内脏下垂等方面也有作用。腹带的使用方法：

（1）顺产当天或第 2 天，剖宫产术后即可以绑腹带。

（2）正确捆绑腹带的方法：

①仰卧，平躺，曲膝，脚底平放在床上，臀部稍抬高，腰部悬空。

②挂扣腹带或粘贴腹带：将腹带放于骶尾部展开，双手手心朝下，从下腹部开始将赘肉往上方按摩推高；扣子或粘扣则由下往上依次扣好。

③松紧度以舒适为准。

（3）擦澡前应将腹带拆下，擦完澡后立即绑回。

（4）夏天因为较容易出汗，在绑腹带前可以先垫上毛巾，等到汗湿后更换干净毛巾。

（5）腹带弄脏后要及时更换，以免滋生细菌。

11 产妇如何保持良好的心情？

产后因为体内激素的改变，加上带宝宝休息不好或母乳喂养遇到困难时，产妇的心情会发生一些变化，严重的甚至会产生抑郁状态。这个特殊时期，家人的关心、丈夫的陪伴和开导尤为重要。产妇要学会与宝宝同步休息，遇到困难及时向家人或者医护人员寻求帮助。平时还可以听一听笑话，多想想开心的事情，及时排除心理压力。

12 什么是产后检查？什么时候做？

产后检查是产妇在分娩后接受的相关健康检查，主要包括产后访视和健康检查两个部分。

（1）产后访视：出院后 3 天、产后 14 天和产后 28 天，社区医疗保健人员会入户了解妈妈和宝宝的健康状况。

（2）产后健康检查：一般是产后 6 周（42 天），产妇到医院进行。主要是产妇做全身检查和妇科检查。

①全身检查：主要包括测量血压、脉搏，查血、尿常规；医生询问和了解产妇哺乳的情况；如果产妇在产前有内外科的合并症或者产科并发症，医生还会根据情况，酌情增加与疾病康复相关的检查内容。

②妇科检查：主要是观察和了解产妇盆腔内的生殖器官是否已经恢复到怀孕前的状态。

13 产妇什么时候可以开始性生活？

一般在产后 6 周以后，经过医生的全面健康检查确认产妇可以过性生活，方能开始。但是需要注意以下方面：

（1）安全的性生活，一定要注意做好避孕。最简单的方法是男方使用避孕套，这能有效减低产后阴道和子宫的细菌感染。

（2）女方可以进行宫内上环（又称宫内节育器），一般顺产的妇女产后 42 天恶露干净，会阴伤口愈合，子宫恢复正常就可以上环，剖宫产的 6 个月后可以上环，最佳的上环时间是产妇停止哺乳月经恢复后。因此，在母乳喂养期间、月经未恢复前，产妇最好坚持使用安全套避孕。

14 产褥期抑郁症有哪些表现？如何治疗和预防？

产褥期抑郁症主要表现为产褥期持续和严重的情绪低落以及一系列症状，如对全部或多数活动缺乏兴趣、思维能力减退或注意力不集中、疲劳或乏力、自罪感、失眠、悲观等，严重者有自杀或杀婴倾向。家人发现产妇有此类表现，应立即向心理专家寻求帮助和治疗，大多数能通过心理疏导而缓解，药物治疗用于中重度患者。为了预防发生产褥期抑郁症，产妇产前要正确了解分娩的过程，经常到产检机构的孕妇学校听课，做好当妈妈的准备，养成良好的睡眠习惯。丈夫和家人要关心和关爱产妇，处理好家庭关系，提高产妇的应激能力。

第二节 分娩后，妈妈也可以美美哒

小王在怀孕前是一个爱美的姑娘，喜欢运动，定期做美容，但是怀孕以后，为了宝宝的健康，几乎很少打扮，更不用说做皮肤护理和化妆了。宝宝出生后，她感觉自己的皮肤没有以前白皙漂亮了，甚至脸上以前只是隐约可见的斑点也变得越来越明显了。还有，肚皮上的妊娠纹颜色虽然变浅了，但是也不好看啊，不知道能不能消除？听人说，女人生完宝宝后，骨盆和肌肉韧带都松垮，身材走形，说不定会影响夫妻生活，有没有好办法让身材恢复到以前的紧致？带着这些问题，小王向产后保健科的专家进行了咨询。

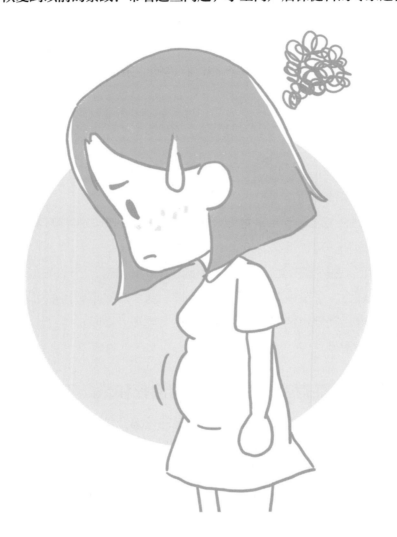

1 产妇皮肤油腻如何护理？

（1）皮肤变化：由于孕期皮肤新陈代谢缓慢，皮下脂肪大幅增厚，汗腺、皮脂腺分泌增加，全身血液循环量增加，面部油脂分泌旺盛的情况会加重，皮肤变得格外油腻。

（2）关注要点：

①保持皮肤的清洁，不能用刺激性太强的沐浴露和洁面乳，最好使用平时习惯用的清洁剂，每天洗1～2次脸部。

②饮食上要多食用含维生素C、维生素E和胶原蛋白的食品，如鸡爪、猪蹄、猕猴

桃、橙子等食物；颜色较深的蔬菜、水果可使你的皮肤颜色更加漂亮。

③摄入营养均衡的食物，能改善皮肤的新陈代谢。

2　产妇皮肤干燥怎么办？

（1）皮肤反应：有些产妇，由于孕期孕激素的关系，皮肤失去了以前的柔软感，而略呈粗糙，甚至会很干燥，有些区域会出现脱皮现象，脸部的色素沉淀也增加。

（2）关注要点：

①干性皮肤的产妇不要频繁地用皂碱洗脸，因为皂碱会将皮肤上的天然油脂洗净，最好改用宝宝皂、甘油皂或温和的洁面乳洗脸。

②使用能给皮肤增加水分的护肤品，涂抹并轻轻地加以按摩，其特殊滋润配方，能有效防止皮肤干燥，并能保持酸碱度平衡。

③沐浴时间不要太久，否则容易造成皮肤脱水，可以在水中加些浴油，尽可能少用普通肥皂，可使用不含皂质、pH 值属中性的沐浴露或宝宝香皂。

④沐浴后，应在全身涂抹润肤乳。

⑤要特别注意饮食营养平衡，增加镁、钙等矿物质的摄取，如肉类、鱼、蛋，还要增加必要的脂肪酸和维生素，如绿色蔬菜、水果、坚果、谷物、牛奶、鱼油、豆类等；少喝或不喝咖啡、酒、茶等，多喝水。

⑥保持心情舒适，一个人的心情对皮肤也有较好的调节作用，健康的心态、愉快的心情、积极的生活态度对皮肤的正常代谢有比较好的作用，如果人长期处于压抑状态，脸部皮肤得不到舒展，就容易出现皱纹。

3　产妇面部长斑怎么办？

（1）皮肤反应：在孕期，由于黑色素代谢缓慢，孕妇面部大多会长黑斑。妊娠中后期，孕妇皮肤变得敏感，对紫外线抵抗力减弱，皮肤容易被晒黑，面孔出现黄褐斑，额头和双颊出现蜘蛛斑。

（2）关注要点：

①处理黄褐斑和蜘蛛斑的最好方法就是遮盖，切勿试着去漂白，它会破坏皮肤的分子结构，形成永久性伤害。

②大多数孕妇的斑痕会在产后 3 个月内自然减淡或消失，如果产后褪不掉，要请教医学专家，慢慢调理。

③慎用化妆品。

④夏天避免过强的紫外线损伤皮肤，外出一定要涂上防晒霜或带上遮阳伞、帽子。

4 产妇色素沉淀增加怎么办?

（1）皮肤反应：除了面部，孕期的身体肌肤也会受到很大影响，尤其是那些本来就有色素沉淀的区域如乳晕、外阴部、大腿内侧及腋窝的颜色亦会加深，肚子正中央还会出现一条黑线。

（2）关注要点：

①腹部中央的黑线是由于孕期激素的作用导致腹中线颜色加深，会在生产后逐渐消退，不必过分担心。

②阳光会使原本已有色素的部位颜色加深，最好避免过强的日光，应尽量防护。

③充足的睡眠是美容和保养的最好良方，肌肤细胞每天都需要时间进行修复，皮肤每天吸收水分营养和皮肤排毒时间是在夜间。夜间的睡眠对皮肤有非常重要的修复效果。睡眠不足容易导致新陈代谢减缓、皮肤角质层水分流失、皮肤细胞活力下降，从而出现皱纹和色素。所以，产妇尽量与宝宝同步休息，保证充足的睡眠，可以促进色素逐渐淡化至消失。

5 产妇有妊娠纹能否消除?

妊娠纹的形成主要是由于妊娠期荷尔蒙的影响，加之腹部膨隆使皮肤的弹力纤维与胶原纤维损伤或断裂，腹部皮肤变薄变细，出现一些宽窄不同、长短不一的粉红色或紫红色的波浪状花纹。妊娠纹主要出现在腹壁上，也可能出现在大腿内外侧、臀部、胸部、后腰部及手臂等处，初产妇最为明显。

分娩后，断裂的弹性纤维逐渐修复，但难以恢复到以前的状态。而原先皮肤上的裂纹便渐渐褪色，最后变成银白色的妊娠纹。因此妊娠纹一旦出现就难以消除。

6 剖宫产术后的瘢痕如何修复?

剖宫产瘢痕是手术后伤口留下的痕迹，一般呈白色或灰白色，光滑、质地坚硬。在手术刀口结疤 2 ～ 3 周后，瘢痕开始增生，此时局部发红、发紫、变硬，并突出皮肤表面。瘢痕的形成和肤色及体质有关。不管是外伤还是手术，只要伤口深入真皮层，人体就会产生瘢痕组织。

瘢痕护理要从细节着手，不仅要注意清洁卫生，及时擦去汗液，不用手搔抓，也要适当改善饮食，多吃水果、鸡蛋、瘦肉等富含维生素 C、维生素 E 和蛋白质的食物，帮助伤口愈合。切忌吃辣椒、葱、蒜等刺激性食物，容易刺激色素沉着，导致瘢痕瘙痒疼痛。如果想要瘢痕彻底消失，还皮肤原本面貌，还需要配合使用祛瘢的产品，效果因人而异。

7 什么时候可以做产后运动？

美国妇产科医生认为，只要能够得到医生的批准，产妇就可以逐渐地恢复锻炼。大多数医生会在产后 6 周的时候，给产妇做一次身体检查，来判断产妇身体恢复得如何，以及是否适合运动。

这里指的运动不是跑跳等有氧运动，而是针对产后这一特殊人群的特殊锻炼，产后健身操是非常适合产妇身体恢复的一套体操。

8 如何做产后健身操？

（1）脚踝运动：

[目的]能改善血液循环，防止下肢静脉栓塞；加强腹肌，有助于产妇子宫复旧。

[时间]产后第 1 天。

[方法]①产妇平躺于床上，后脚跟贴床面，伸长脚尖用力向上弯，再向下弯。每次做 10 下，每天 3 次。

②左右双脚相互交替做屈伸运动，脚踝左右交替摆动，每次各做 10 遍，每天 3 次。

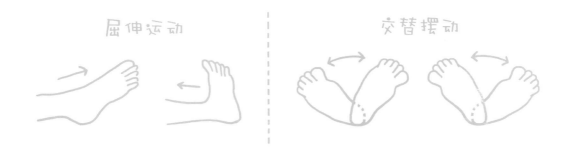

（2）呼吸运动：

[目的]缓解压力紧张，保持情绪稳定，恢复元气。

[时间]产后第 1 天。

[方法]产妇平躺，全身放松，膝盖弯曲，用腹肌力量从鼻子深呼吸，以口缓缓吐气。每次 10 遍，每天 3 次。

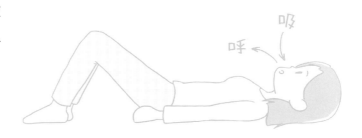

（3）腹部肌肉运动：

[目的] 收缩腹肌，帮助腹部肌肉恢复弹性。

[时间] 产后第 1 天。

[方法] 产妇仰卧，两臂上举，吸气时收腹，将两手臂平放在身体的两侧，呼气时腹肌放松，反复做 10 次，每天 3 次。

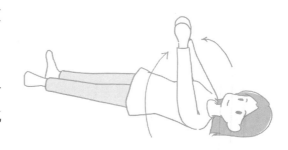

（4）腹直肌分离矫正：

[目的] 帮助分离的腹直肌恢复。

[时间] 产后第 1 天。

[方法] 同呼吸运动，产妇吐气时将头抬高，但不可抬肩，同时用双手交握将腹直肌向中线推挤，数 5 下，吸气时回复原姿势，并松弛腹部，不能把肩抬高。如果腹直肌分离距离少于 3 cm，在日常锻炼中加入其他的腹部锻炼可逐步恢复。

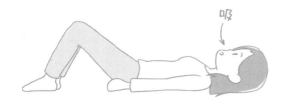
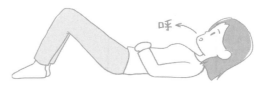

（5）翘骨盆：

[目的] 收紧腰臀部肌肉。

[时间] 产后第 2 天。

[方法] 产妇平躺在床上，脊背部紧贴床面，双手放在床上，双腿分开与髋部同宽，双脚平放在床上，收紧腹部，挤压并抬起臀部肌肉，向上翘起骨盆，保持姿势不变，数 5 下，放松回到起始位置，重复 8 次，每天 3 次。

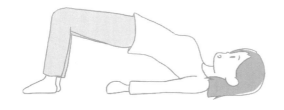
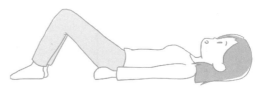

（6）颈部运动：

[目的]伸展颈部肌肉。

[时间]产后第2天。

[方法]产妇平躺，四肢伸直，吸气时将头向前屈，使下额贴近胸部，呼气时再将头慢慢放下。每次10遍，每天3次。

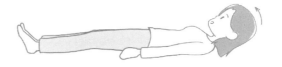

（7）胸部运动：

[目的]帮助胸部肌肉收缩，预防乳房下垂。

[时间]产后第3天开始。

[方法]产妇仰卧在床上，身体及腿伸直，慢吸气，扩大胸部，收缩腹肌，背部紧压床面，保持5秒，然后放松，重复5~10次。

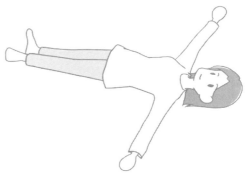

（8）乳房运动：

[目的]帮助胸部肌肉收缩及富有弹性，防止乳房下垂。

[时间]产后第3天开始。

[方法]产妇两臂左右平伸，然后上举至两掌相遇，保持手臂伸直，停止数秒后，再回到左右平伸重新开始，每天10次。

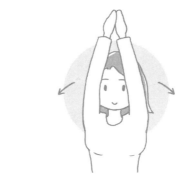

（9）腿部运动：

[目的]收缩腿部肌肉，加强腹肌力量，促进下肢血液循环。

[时间]产后第5天开始。

[方法]产妇平躺在床上，轮流抬高双腿与身体成直角，待产后体力稍有恢复时，可同时抬起双腿，重复5~10遍，每天3次。

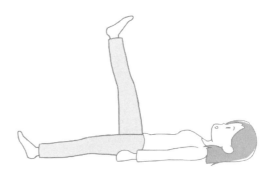

（10）臀部运动：

[目的]帮助臀部肌肉的收缩。

[时间]产后第15天开始做，每天做10次即可。

[方法] ①产妇平躺在床上，右膝屈起，使足部尽量贴近臀部，然后再伸直放回原位，左右两腿交替动作。

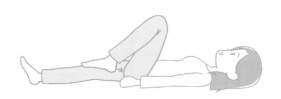

②产妇平躺在床上，将双腿屈起，慢慢地将臀部向上抬起离地，以脚跟及肩部支持片刻，然后慢慢地放下还原，重复数次。

（11）腹部运动：

[目的] 帮助腹部肌肉收缩，恢复弹性，减少脂肪堆积。

[时间] 产后 15 天开始。

[方法] ①产妇躺下来，屈膝平卧，双手交叉，压于下腹部，第一个动作叫压腹前屈。吸气的时候不动，呼气的时候，身体前屈，抬起你的头和肩，吸气放松回来，呼气抬头和肩，每次做 10 下，每天 3 次。

②取坐位，双手交叉，放于身体前边，呼气向后，这个姿势保持久一点，如果你觉得不能坚持的时候吸气回来，坐直身体，每次做 10 下，每天 3 次。

③仰卧于床上，双手放于身体两侧，这个动作我们叫侧触膝，就是用你的手去摸你的膝盖，吸气不动，呼气的时候轻轻抬起你的头和肩，用你的右手去触你的右膝盖，吸气回来放松，再吸气，用左手触你的左膝盖，回来放松，可以同一侧做 3 次左右，再做另一侧，这个动作也是一次做 10 个，每天 3 次。

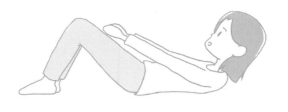

④屈膝平卧，双手放于你的大腿上，注意吸气不动，呼气的时候用手去触你的膝盖，这叫前触膝，同样每次做 10 下，每天 3 次。

⑤平躺在床上，两手交叉于胸前，慢慢坐起，同时保持双腿并拢，待体力完全恢复后，双手可放置在头后再坐起，似仰卧起坐的动作，重复数次，每天 3 次。

9 做产后运动需要注意什么？

（1）产后运动要根据产妇个人身体情况选择适宜的运动。

（2）运动前选择合适的衣裤鞋，特别要穿戴好胸罩、适量饮水、哺乳后开始运动。

（3）从热身运动开始逐步增加运动量，切不可剧烈运动，运动时间以 30 分钟为宜。

（4）运动后及时补充水分，建议休息 2 小时后再哺乳。

10 正常女性盆底有哪些作用？妊娠分娩对盆底的影响有哪些？

女性盆底是由肌肉、筋膜、韧带及神经血管构成的复杂的盆底支持系统，它们互相作用和支持，像一只吊床，承托并保持着位于盆腔的子宫、膀胱和直肠等盆腔脏器，发挥着重要的功能，例如维持正常解剖位置、控制排便、控制排尿、维持阴道松紧度。

妊娠使得盆底肌长期牵拉，分娩会使盆底肌及筋膜过度压迫，因而造成盆底功能不同程度的损伤。

11 女性盆底功能障碍性疾病主要表现有哪些？

早期表现为压力性尿失禁（咳嗽、大笑等腹压增大时会出现尿失禁），逐步发展为慢性盆腔痛及性功能障碍，甚至盆腔脏器的脱垂。

12 产妇什么时候做盆底功能筛查？

产后 42 天且恶露已干净时，产妇就可以做盆底功能筛查。

13 产妇需要做盆底康复治疗吗？

根据我国尿失禁流行病学调查数据结果显示，妊娠分娩是发生盆底疾病位居第一的独立危险因素。因此每位产妇都要根据盆底筛查的结果进行不同程度的盆底康复治疗。

14 产妇什么时候做盆底康复治疗最合适？

产后 42 天恶露干净就可以根据筛查结果进行盆底康复治疗。产后 42 天至 6 个月是康复的黄金时间。以后每年可进行一次盆底功能的筛查，根据结果进行巩固治疗。

15 产后漏尿怎么办？

如果生活中发现自己咳嗽、大笑、搬提重物，甚至大声唱歌时，会不由自主地漏尿，那么你很有可能已经患上了压力性尿失禁。

如果出现漏尿，首先要避免增加腹压的因素，不穿紧身衣裤，可以在家进行盆底功能的自我训练，如缩肛运动。症状不能缓解时，要尽早到医院接受系统的盆底康复治疗。

16 为什么有的产妇在产后出现子宫脱垂？

妊娠和分娩，特别是产钳或胎吸下的困难阴道分娩，盆腔的肌肉、韧带、筋膜可能因过度牵拉而被削弱其支撑力量。若产后过早参加体力劳动，特别是重体力劳动易导致子宫脱垂。

17 产妇发生子宫脱垂该怎么治疗？

如果产后发生子宫脱垂，建议尽早治疗。医生会根据子宫脱垂的程度、产妇的年龄、身体状况及对生育的要求，选用不同的治疗方案，主要的治疗方法包括非手术治疗和手术治疗。其中非手术治疗方法有盆底仿生物理治疗、药物治疗、子宫托治疗等，主要适用于轻、中度脱垂患者。

18 产妇如何提高性生活质量？

产后容易出现阴道松弛，产后的盆底肌力在产后的第 6 ~ 8 周下降最明显。建议所有产妇在产后 42 天且恶露干净时，到开展了盆底康复治疗的正规医疗机构进行盆底康复治疗 15 次，随后进行 10 次的腹部仿生物理治疗，通过这些治疗方法提高盆底肌力，从而提高性生活质量。

19 产妇怎么锻炼盆底功能？

产后 42 天先到医院检查，如果检查结果正常，就可以到盆底康复中心进行相应的盆底功能康复治疗。与此同时，医务工作者会指导产妇进行凯格尔运动，这两者紧密结合，能有效恢复盆底肌的肌力、张力和协调力，从而促进盆底功能康复。

20 盆底康复治疗期间会影响性生活吗？

不会。但是建议在治疗前一晚或治疗当天避免性生活，以免盆底肌疲劳度增加。

21 产妇如何做凯格尔运动？

第一步，产妇要学会找到盆底肌的方法。可以通过阻止流动中的尿液（在小便时突然憋住）来找到盆底肌肉。

第二步，练习好深呼吸运动。集中精力，把腹部当成皮球，闭上嘴，用鼻子深吸气，深吸气到腹部后稍停留 1 ~ 2 秒，再用嘴慢慢呼出气体，平均每分钟 5 ~ 6 次即可。

第三步，注意保持呼吸顺畅。在进行凯格尔运动的每一步练习时，在学好深呼吸的基础上要确保呼吸顺畅，不能屏气。

第四步，配合呼吸进行凯格尔运动。深吸气时提肛门且收缩腹部，感觉到将肛门上提至脐部后，屏住呼吸并保持收提肛门 2 ~ 3 秒，呼气，全身慢慢放松，将肛门放下并放松，每天 1 ~ 2 次，每次 20 分钟。或者可以先收缩 3 ~ 5 秒再放松 3 ~ 5 秒，如此反复持续 10 分钟，接着再收缩 1 秒，放松 2 秒，连续 5 次，间隔休息 5 秒，持续 10 分钟。

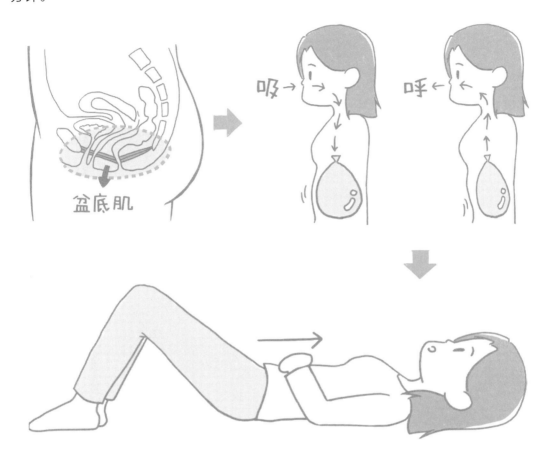

盆底肌　吸→　呼←

第五章

母乳喂养，让宝宝赢在起跑线

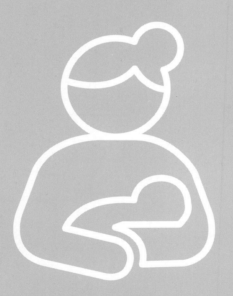

　　宝宝的外婆来家里看望小王和外孙女了。外婆带来了新西兰生产的宝宝配方奶粉。外婆说："这个奶粉很好，国际大品牌，隔壁李阿姨的孙子就吃这个，长得可壮实了！赶紧给咱的小宝贝吃了，吃完了，我再托人带。"宝宝出生后，小王在邓护士的指导下一直坚持母乳喂养，虽然出现过一些问题，但是由于住院期间的医护人员指导及时，又通过"母乳喂养咨询热线"获得帮助，现在小王的母乳喂养信心非常坚决。她果断拒绝了外婆的好意："想让宝宝赢在起跑线上，就要进行母乳喂养！"那么，母乳喂养究竟好在哪里呢？如何做好母乳喂养？

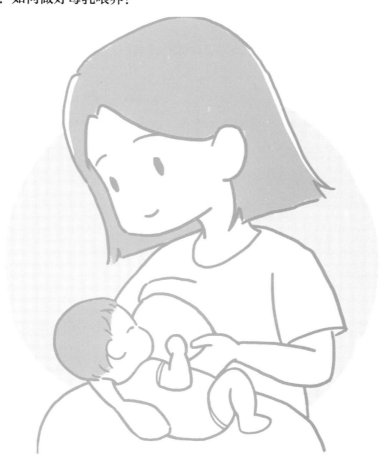

1　母乳喂养有哪些好处？

　　（1）母乳喂养有利于宝宝的健康：

　　①母乳里面含有丰富的营养，能完全满足 6 个月内宝宝的生长发育所需要的营养，宝宝满半岁以后，母乳也仍然可以满足宝宝的部分营养需求。

　　②母乳里面含有丰富的抗体，这些抗体是可以帮助宝宝抵抗疾病的，因此，母乳又被称为宝宝来到人间后"接种"的第一针天然疫苗，尤其是宝宝出生后头几天的母乳，

里面含有大量的抗体，是非常宝贵的，人们又将"初乳"称为"黄金乳"。有些地方流传这样一种观点：初乳有"毒"，于是将初乳挤出来丢弃，不喂给宝宝吃。这是源于对母乳的不了解，这种做法是不可取的。

③现代医学研究也发现，母乳喂养的宝宝在成年以后患上糖尿病、肥胖、心脏病等概率更低。

④母乳喂养让宝宝对妈妈更依恋，良好的亲子依恋关系能促进宝宝情商与智商的发育。

（2）母乳喂养有利于妈妈的健康：

①母乳喂养可以更好地帮助妈妈产后身体的恢复。宝宝通过吸吮，可以刺激妈妈的子宫收缩，减少产后出血，加速子宫复旧。

②母乳喂养可以让妈妈产生"自然闭经"，从而达到生育调节、延缓生育间隔的作用；同时，自然闭经降低妈妈产后贫血的发生，促进妈妈体能恢复。

③母乳喂养可以促进妈妈的骨质钙化，降低骨质疏松的发生风险。

④医学研究发现，母乳喂养的妈妈发生卵巢癌、乳腺癌等恶性肿瘤的概率更低。

⑤母乳喂养能帮助妈妈的身体消耗更多的热量，减少产后肥胖的发生，更利于形体的恢复。

（3）母乳喂养有利于家庭的和谐：

①母乳喂养节省成本，减少家庭经济开支。

②母乳喂养方便，随时可以进行，减少污染。

③母乳喂养的宝宝更加健康，从而生病少，减少宝宝因生病而造成的经济损失，也让宝宝的父母有更多精力应对日常紧张的工作，家庭成员之间相处会更和谐。

（4）母乳喂养有利于社会的发展与进步：

①母乳喂养促进心理与社会适应性的发育，让宝宝更健康；母乳喂养降低奶瓶、奶粉的消耗，减少垃圾的产生，低碳环保，利于社会的发展。

②家庭的和谐有利于社会的稳定与进步。

2 正确的哺乳姿势有哪些？

妈妈舒适而自然的哺乳姿势，是保证宝宝正确吸奶含接的前提。妈妈可根据哺乳时的环境采用摇篮式、环抱式、交叉式、侧卧式等不同姿势进行喂哺。但无论采取何种姿势，妈妈都要放松舒适，妈妈可使用枕头、靠垫等支托背部、腰部、手臂等。妈妈在进行哺乳时要注意几个方面：

（1）妈妈身体要放松，宝宝贴近妈妈。

（2）宝宝的头与身体要呈一条直线。

（3）宝宝鼻子对着妈妈的乳头，下颌碰到乳房。

（4）妈妈托着新生儿的头、肩及臀部。

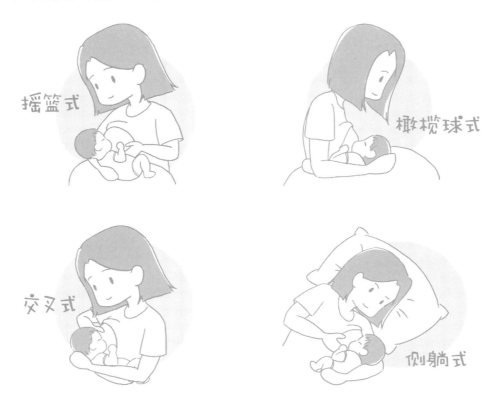

3 为什么喂奶要先喂完一侧乳房再喂另一侧乳房？

妈妈的奶分为前奶和后奶。喂奶时宝宝先吸出的奶较清亮，含有丰富的蛋白质、乳糖、维生素、无机盐和水分，称为前奶。宝宝后吸出的奶比较白而黏稠，含脂肪多，提供的能量多。喂奶时尽可能让宝宝把一侧奶吃完再喂另一侧，宝宝才能吃到后奶，获得充足的营养。

4 如何正确挤奶？

挤奶能帮助妈妈奶胀或是乳腺管阻塞时缓解症状，在妈妈生病暂停哺乳或是宝宝无法吃奶时能刺激泌乳，挤奶也是储存母乳时的一种比较方便的操作。同时，挤出乳汁涂在乳头及乳晕上可以防止乳头干燥和皲裂。挤奶前妈妈准备合适的乳汁收集容器，清洁手部。挤奶时妈妈全身放松，选择一个舒适的体位。

手挤奶时需注意几点：

（1）将拇指及食指放在距乳头根部 2 ~ 3 cm 处，两指相对，禁止挤压乳头，其他手指托住乳房。

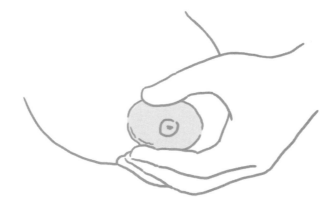

（2）手挤奶模式：包括刺激泌乳模式和泌乳模式。

①刺激泌乳模式：拇指和食指相对，快速按捏，频率约 1 秒 2 次或 2 秒 3 次，持续十几秒至一两分钟产生喷乳反射后，有较多乳汁自动流出。

②泌乳模式：拇指及食指向胸壁方向轻轻下压，挤出乳汁，按压频率约 1 秒 1 次，或每次时间略长于 1 秒，每个部位挤压 3 ~ 5 下。依各个方向按照同样方法压乳晕，一侧乳房挤 3 ~ 5 分钟换另一侧，反复交替进行直至乳房变软。

（3）手挤奶频率每 2 ~ 3 小时 1 次，挤奶时间每次持续 20 ~ 30 分钟。手挤奶的整个过程，妈妈不应该感到乳房疼痛。

（4）母婴分离的产妇应在宝宝出生后 6 小时内即开始挤奶，保证每 24 小时至少 8 次。白天每 2 ~ 3 小时挤一次，夜间也保证间断挤奶。

5 挤出的母乳应该怎样储存？

储存母乳需要选择密封、方便做标记的储奶瓶或储奶袋。新鲜的母乳在室温下存放时间不宜太长，如短时间不喂给宝宝，应建议尽快冷藏或冷冻。

冰箱储存母乳根据温度不同保存时间也不相同：冰箱冷藏室（4℃）保存 96 小时，冰箱冷冻室（-18℃）保存 3 个月，储存卧式或立式深冻冰柜（-20℃）可以保存 6 个月。

建议使用专用冰箱单独储存母乳。用储奶袋存储母乳，在放入冰箱之前，应挤出袋内空气。储存奶在冷冻或冷藏之前，确认是否已经密封，并注明挤奶的日期、时间，此后按储存奶标记的日期的先后顺序使用。冻奶使用时可以先将奶放置在冰箱冷藏室解冻为液体状态，然后用不超过 40℃的温水隔水加热，切忌使用微波炉和煮沸加热。

6 妈妈的乳头凹陷或扁平怎么处理？

（1）正确认识乳头凹陷：如果用两个手指在乳晕上面稍微挤压，乳头可以露出来，这是假性凹陷，不影响母乳喂养；用手挤压乳晕乳头会更加凹陷，且无法让乳头外凸，这种乳头进行母乳喂养可能确实有困难。

（2）凹陷乳头的纠正方法：

①孕期正常洗护，不要过度清洗乳房，乳晕处避免用肥皂或酒精之类刺激物；也不可在孕期牵拉乳头，避免诱发宫缩。

②分娩后妈妈可以做乳头伸展和牵拉，将两食指分别放在乳头左右和上下两侧，牵拉皮肤及皮下组织，每天 2 次，每次 15 分钟。用一只手托起乳房，另一只手的拇指、食指、中指抓住乳头向外牵拉 10 ~ 20 次，每天 2 次。使用乳头矫正器或吸奶器，可以先用吸奶器把乳头吸出来一点儿，再让宝宝含接。

③宝宝含接在乳晕而不是乳头上。宝宝出生后立即进行母婴皮肤接触，鼓励宝宝自己靠近乳房，在宝宝生后 1 ~ 2 天内，照护者帮助妈妈为宝宝摆正体位并含接好，避免让宝宝吸吮橡胶奶嘴或安慰奶嘴。宝宝可能需要时间学习含接乳晕，直到能自然地含接好。

7 妈妈的乳头大，怎么哺乳？

妈妈的乳头大，可能会影响宝宝上、下唇的含接及舌的运动，而造成含接困难。最佳的解决方法就是让宝宝产后第一时间与妈妈进行皮肤接触和母乳喂养，让宝宝与其进行磨合，大多数大乳头的妈妈，都可以成功实现母乳喂养。对于含接确实困难的，妈妈可及时排出乳汁，耐心等待宝宝的口腔空间增大到可以有效含接，多数妈妈都可以实现亲喂。

8 妈妈发生生理性乳房肿胀怎么处理？

生理性乳胀是正常的生理现象，是由于产后体内激素水平的影响，乳房内积聚大量的血液和组织液，加上乳腺腺泡的肿胀变大，压迫乳腺导管，导致出奶困难、缓慢的情况，一般发生在产后 3 ~ 4 天，两侧乳房同时发生。在生理性乳胀开始之前，妈妈一定要保持 24 小时 8 ~ 12 次以上的哺乳次数。生理性乳胀开始以后，不要限制哺乳时间和次数，要进行按需哺乳，妈妈奶胀时要主动给宝宝哺乳。如果发生生理性乳胀时正好母婴分离，妈妈就需要及时挤出乳汁。为了缓解生理性乳胀时的不适感，可以使用卷心菜、土豆片、冷毛巾等对乳房进行冷敷，但要避开乳头和乳晕，一次敷 15 ~ 20 分钟即可。忌热敷、暴力按摩乳房。

9 妈妈发生乳汁淤积怎么处理？

乳汁淤积常表现为突然发生的乳房局部胀痛，伴或不伴发热。其直接原因是乳管堵塞，治疗的关键就是去除堵塞，宝宝有效的吸吮起关键作用。妈妈可以调整不同的姿势进行哺乳，可以采用宝宝鼻尖或下巴对着淤积肿块吸吮的方式进行喂哺，在不损伤乳头、乳房的情况下适当增加哺乳次数，先喂乳汁淤积一侧，喂哺时轻柔按压肿块，避免过度用力。一般情况下，局部的乳汁淤积通过频繁哺乳是可以缓解并逐渐消退的，无须特殊处理。如经过频繁哺乳等无法缓解，合并疼痛等情况时，需到医院进一步诊治。

10 妈妈发生急性乳腺炎怎么处理？

妈妈发生急性乳腺炎时，要及时到正规医院或者妇幼保健院就诊，治疗的关键是有效排出感染乳汁，亲喂是最佳的方法。乳腺炎期间乳汁对于宝宝来说是安全的，哺乳时可以用手轻轻按压炎症部位，可以帮助排出感染乳汁，还可以尝试不同的喂奶姿势，促进乳汁排出。要做到患侧和健侧乳房交替喂哺。如果无法亲喂，也可以使用手挤奶或是吸奶器吸奶的方法，一定不能让患侧乳房停止排乳。乳腺炎期间妈妈要充分休息，保证足够均衡的营养及水分的摄入；穿着的内衣松紧适度。当妈妈高热、肌肉酸痛、没有精力继续哺乳时，可在医生指导下使用布洛芬等退热镇痛药物。必要时遵医嘱使用抗生素治疗，根据使用抗生素的种类来选择用药期间是否母乳喂养。

11 妈妈发生乳头疼痛怎么处理？

乳头疼痛的处理原则是针对病因对症处理。乳头疼痛的原因包括宝宝不恰当的体位和含乳姿势、宝宝舌系带过短，妈妈乳头扁平或凹陷、真菌感染等。其中最常见的原因就是宝宝的体位和含乳姿势不正确。若存在这个问题，应及时调整妈妈和宝宝的体位，使宝宝正确含乳，一般经过纠正后乳头的疼痛感会慢慢缓解；如果是因为宝宝舌系带过短而引起乳头疼痛，这种情况可能会持续 2～3 周，需要咨询儿科医生是否需要处理舌系带过短；如果是妈妈的乳头发育异常，可根据妈妈的个体情况采取对应方法；如果是真菌感染引起的乳头疼痛，则需要治疗宝宝的鹅口疮及妈妈的乳头念珠菌感染。

12 妈妈发生乳头皲裂怎么处理？

预防乳头皲裂是关键。妈妈可以在每次喂完奶后挤出两滴乳汁，涂抹在乳头和乳晕上，等待干燥后再穿上哺乳内衣。另外，妈妈在哺乳期间应穿棉质宽松内衣和胸罩，以避免衣服对乳头的摩擦刺激。

如果妈妈发生了乳头皲裂，可在乳头上涂抹天然羊毛脂乳头修护霜，能保持湿润，促进伤口愈合，喂奶时不要洗掉，可以让宝宝直接吸吮，避免使用哺乳前需擦去的油膏。哺乳时妈妈先喂疼痛较轻的一侧，以防乳头皲裂加剧，因为宝宝吸吮第一侧乳房时的吸力较大。另外，妈妈可以缩短喂奶时间，增加喂奶次数，并试用不同体位。如果乳头皲裂持续存在且影响哺乳，则需要就诊乳腺专科医生。

13　患甲型病毒性肝炎的妈妈能喂奶吗？

甲型病毒性肝炎（简称"甲肝"）主要通过消化道传播。如果在孕期和分娩前发生的甲肝，不需担心母乳喂养引起的母婴传播。如果在产后哺乳期发生的甲肝，在急性期需要停止母乳喂养，待痊愈后方可进行母乳喂养。

14　患乙型病毒性肝炎的妈妈能喂奶吗？

乙型病毒性肝炎（简称"乙肝"）主要通过血液传播。乙肝的母婴传播与喂养方式无关，无论是"小三阳"还是"大三阳"，都是可以母乳喂养的。但如果妈妈在进行抗病毒治疗时，则不建议母乳喂养。另外，乙肝妈妈在母乳喂养过程中乳头破裂出血，则需暂停母乳喂养，待痊愈后再继续母乳喂养。其宝宝在出生 24 小时内，尽早注射乙型肝炎免疫球蛋白和乙型肝炎疫苗，进行免疫保护。

15　患丙型病毒性肝炎的妈妈能喂奶吗？

对于丙型病毒性肝炎（简称"丙肝"），目前没有有效的免疫预防方法。丙肝的传播与喂养方式无关，是可以进行母乳喂养的。丙肝妈妈在母乳喂养过程中如发生乳头破裂出血，则需暂停母乳喂养，待痊愈后再继续母乳喂养。其宝宝在 1 岁前注射免疫球蛋白，可对宝宝起保护作用。

16　患艾滋病的妈妈能喂奶吗？

母乳喂养可增加艾滋病母婴传播的风险，不建议母乳喂养。HIV 阳性的妈妈建议进行人工喂养，妈妈孕期及产后和宝宝正规抗病毒治疗，可最大限度减少母婴传播。但禁忌进行混合喂养（母乳喂养同时给予母乳代用品），这会增加宝宝感染的概率。

17　单纯疱疹病毒感染的妈妈能喂奶吗？

单纯疱疹病毒主要通过接触传播。如果妈妈的乳房无疱疹，是可直接哺乳的。如果乳房出现疱疹，在疱疹没有完全结痂痊愈前，不能直接哺乳，但可以将乳汁吸出或挤出后给再喂给宝宝；如果疱疹在乳头或乳头附近，乳汁需要煮沸后再喂给宝宝。应注意乳汁消毒后的温度，避免烫伤宝宝。

18 患糖尿病的妈妈能喂奶吗？

患有妊娠糖尿病的妈妈，鼓励母乳喂养，若从分娩后就坚持纯母乳或者基本纯母乳喂养至少 2 个月，2 年内患 2 型糖尿病的风险就会减半，哺乳时间越长，2 型糖尿病的发生率越低，长期的母乳喂养对妈妈患 2 型糖尿病是一种预防，同时，母乳喂养的宝宝当中患 1 型、2 型糖尿病的概率显著降低。

19 患甲状腺疾病的妈妈能喂奶吗？

常见的甲状腺疾病有甲状腺功能减退症和甲状腺功能亢进症。此类疾病的妈妈在孕期和产后合理药物治疗下，大多数都是可以持续母乳喂养的，乳汁对于宝宝不会产生不良影响。但哺乳妈妈在用药期间应遵医嘱，定期监测甲状腺功能并随访，由医生根据检查结果来调整药物剂量，避免不良反应出现。需要注意的是，如哺乳期妈妈接受放射性核素（例如放射性碘）扫描甲状腺时，则需要暂停哺乳。

20 患精神疾病的妈妈能喂奶吗？

患有精神疾病的妈妈可否进行母乳喂养，需要根据妈妈的精神状态，哺乳意愿，以及使用药物的影响，权衡利弊之后进行决定。如果妈妈进行母乳喂养，持续家庭和社会的支持非常重要。特别是爸爸的支持至关重要，他可以成为妈妈最大的支持者。当妈妈有烦躁不安、情绪快速变化、妄想、幻觉等表现，可能威胁要自杀或伤害宝宝时，需要立即进行治疗，停止母乳喂养。

21 患癫痫的妈妈能喂奶吗？

癫痫是神经系统常见的慢性疾病。患癫痫的妈妈会服用抗癫痫药。产后药物在乳汁中的量少，母乳喂养对宝宝来说绝大部分是安全的，并且母乳喂养能降低儿童期癫痫的发作。只是妈妈在服用抗癫痫药的母乳喂养期间，应监测药物的副作用，并密切观察宝宝的状态，如宝宝出现嗜睡、喂养不佳、体重增长不良时需就医，听取医生建议是否停止母乳喂养。另外，以下几点安全防范措施妈妈也应注意：

（1）遵医嘱按时、足量服用药物，不能盲目停药、减量而引起癫痫的反复发作。

（2）家人应陪伴在旁边，当妈妈癫痫发作时，家人可迅速将宝宝抱离，避免宝宝受伤。

（3）妈妈哺乳常用的椅子或座位铺上枕头或垫子之类的柔软物品，预防妈妈因癫痫发作突然倒地而受伤。

（4）在宝宝推车以及宝宝背带、物品背包等地方标记妈妈有癫痫的疾病以及其他的相关信息。

（5）家人应知晓癫痫发作时常用急救知识，例如保护妈妈避免受伤，拨打急救电话等。

22 妈妈用药时能否喂奶？

哺乳期妈妈应当尽量避免使用药物，但如果需要用药治疗，妈妈可以与医生或药师进行沟通，听从他们的建议后使用对母乳喂养影响较小的药物，是可以继续母乳喂养的。切忌一味考虑母乳喂养而拒绝使用药物，延误病情；或是因为使用了药物担心对宝宝的影响而断然停止母乳喂养，多数情况下，停止母乳喂养对宝宝的危险要高于药物。哺乳期用药还应注意：

（1）尽量避免使用药物，中草药、大剂量维生素等非必需药物应避免使用。

（2）在医生指导下使用药物，大多数药物是可以安全使用的。

（3）早产儿或新生儿用药需要更加谨慎。

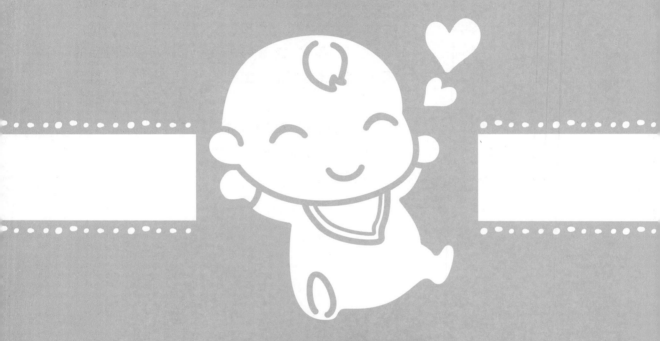

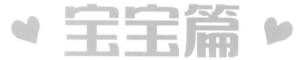

宝宝篇

第六章

小天使驾到

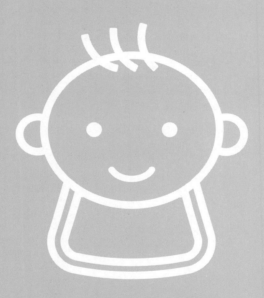

第一节　认识新生命

李女士，离预产期还有 20 天就分娩了，一对龙凤胎甚是令人爱。婆婆逢人就说宝宝早产了。看到小宝宝呼吸时肚子一鼓一鼓，总感觉呼吸太快了。生后 1 天，宝宝没有排大小便，心里琢磨着是不是有畸形。宝宝吃完奶后嘴角总是会流出点奶，体重比出生时瘦了 100 g（2 两）。生后第 3 天，原来红扑扑的脸蛋变黄了，牙龈和鼻子上有白色的点点，身上还有红色的斑。男宝宝乳房有点肿大，女宝宝尿裤上有血。宝宝总是睁一只眼闭一只眼，鼻子像是感冒了一样堵，偶尔还打几个喷嚏。宝宝耳朵前有个小洞洞，喉咙里有点呼噜呼噜响，李女士越看越觉得不正常，感到焦虑不安。这么多问题，怎么办？下面我们为您揭秘新生宝宝在生长发育过程中的有关问题。

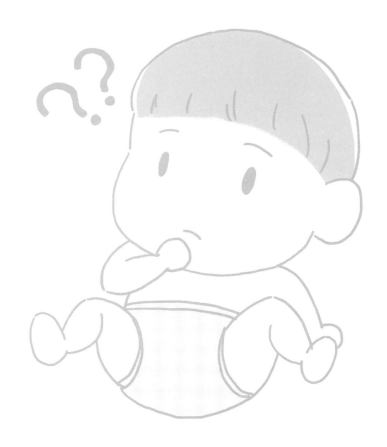

1 宝宝足月了吗？

不少家长认为到预产期那天出生的宝宝才足月，其实只要胎龄满 37 周至未满 42 周的新生儿都是足月儿。

2 宝宝早产了吗？

有的家长认为宝宝在预产期之前出生就是早产了，其实医学上的早产儿是指胎龄小于 37 周的新生儿。

3 宝宝呼吸时为什么肚子一鼓一鼓的？

成年人的呼吸为胸式呼吸，新生儿呼吸主要靠膈肌运动，呈腹式呼吸。新生儿的呼吸频率比成人快，约为 40 次 / 分，成年人为 12 ~ 20 次 / 分，所以我们会看到宝宝呼吸时肚子一鼓一鼓的。

4 宝宝出生后多久排大便？

宝宝出生后 10 ~ 12 小时开始排胎便，2 ~ 3 天内排完。第一次排出的大便为墨绿色，若超过 24 小时未排大便，应及时看医生，检查有无发育畸形。

5 宝宝出生后多久排小便？

一般出生后 24 小时内排尿，第一天尿量少，以后逐渐增加，每天 10 多次，尿清，色微黄，有时偶见红尿（尿布染有红色）是由于尿酸盐引起，持续数天自行消失。如生后 48 小时无尿，需检查原因。

6 宝宝为什么会发生溢奶？怎么预防和处理？

新生宝宝胃呈水平位，胃的入口贲门括约肌松弛，出口幽门括约肌较发达，入口松出口紧导致奶水容易反流引起溢奶。喂完奶后，发现有奶水从宝宝口中溢出，这就是"溢奶"。溢奶常在喂母乳后不久为宝宝变换体位，如给宝宝换尿布等情况下发生。一般不会对宝宝的健康造成不良影响。随着宝宝月龄增加，溢奶的现象会逐渐消失。因此不需要进行特殊处理。

预防溢奶的方法：先更换尿裤再喂奶。每次哺乳后，将宝宝轻轻抱起，让其头部靠在妈妈的肩上，轻轻地拍宝宝背部，帮助将胃里的空气排出，或者竖抱宝宝 10 ~ 20 分钟，再放上床，注意将头部抬高，并让宝宝处于右侧卧位。

7 宝宝出生后为什么体重会减轻？

新生宝宝出生后由于吃奶量少，胎便排出、水分丢失导致体重逐渐减轻，3 ~ 4 天降至最低点，一般为 3% ~ 9%，小于 10%，7 ~ 10 天恢复至出生时体重。如果体重下降超过 10% 或者第 10 天未恢复到出生体重应看医生。生后合理喂奶，可以减轻或避免生理性体重下降的发生。

8 刚出生几天的宝宝为什么皮肤会发黄？

宝宝在妈妈子宫里时，其体内血液中的红细胞数量多，出生后大量的红细胞被破坏，释放出较多的引起黄疸的物质——胆红素，由于宝宝的肝脏功能不成熟，不能及时处理胆红素，导致宝宝的皮肤发黄，也就是黄疸。

9 宝宝黄疸什么时候消退？

约 80% 的正常新生宝宝出生后可以出现肉眼可见的黄疸，足月宝宝生后 2 ~ 3 天出现黄疸，4 ~ 5 天时黄疸颜色最深，5 ~ 7 天时黄疸逐渐消退，足月儿一般不超过 2 周。早产儿不超过 4 周。

10 母乳喂养不足可导致黄疸吗？如何预防？

在宝宝出生的早期，由于母乳摄入不足，导致肠道蠕动缓慢，胎便未能及时排出，肠道重吸收胆红素增加，在生理性黄疸的基础上，黄疸进一步加深，多伴有生理性体重下降过多，小便次数和量较少，胎便排出延迟。为预防母乳喂养不足导致的黄疸，出生后应尽早开始有效吸吮，尽可能多摄入初乳，初乳含有前列腺素和低聚糖等，可以促进胎粪排出，有助于减轻黄疸。增加哺乳频率，每天至少 8 ~ 12 次，避免给宝宝添加不必要的水。

11 什么是母乳性黄疸？需要停止母乳喂养吗？

如果母乳喂养的新生儿出生后 1 ~ 3 个月内仍有黄疸，可能与母乳中的某种物质有关。宝宝除黄疸外，一般情况好，体重增长满意，大便颜色金黄，小便不黄，皮肤黄染多集中在头面部和躯干，四肢和手足心无黄染。这种情况下需要医生进行排除诊断，有时候医生会要求妈妈停止喂母乳 3 天，观察黄疸情况。如果黄疸下降明显，考虑是母乳性黄疸。目前，不推荐采用中断母乳 3 天的方法。母乳性黄疸大多不需要特殊处理，家长要做的是及时到医院监测黄疸指数，达到蓝光治疗标准时及时进行光疗。

12 女宝宝为什么会有"月经"？

部分女宝宝在出生后 5 ~ 7 天可见阴道流出少许血性分泌物，大约持续 1 周，是由于来自母体雌激素中断所致，又称为"假月经"。家长注意保持宝宝会阴部的清洁，不需要特殊处理。

13　宝宝牙龈上的白色点点是什么？

新生宝宝上腭中线和齿龈部位有散在黄白色的、米粒大小隆起的颗粒，是上皮细胞或分泌物积留所致，于生后数周或数月自行消失，属生理现象。

注意：不能挑刮，以免发生感染。

14　宝宝鼻子上的黄白色点点是什么？

新生宝宝的鼻尖、鼻翼、颜面部可见的米粒大小黄白色皮疹，又称粟粒疹，是皮脂腺堆积的结果，脱皮后自然消失。

15　宝宝皮肤出现红斑怎么办？

宝宝出生后1～2天，在头部、躯干及四肢出现大小不等的多形性斑丘疹，称为新生儿红斑，可能与受到空气、温度、洗涤剂等刺激有关，不需要特殊处理，一般1～2天后自然消失。

16　宝宝乳房增大的原因是什么？

新生宝宝无论男女均可发生，出生后4～7天出现，如蚕豆或核桃大小，是受妈妈体内激素的影响，多于2～3周后消退，不需要处理。

注意：禁止挤压以免感染。

17　宝宝为什么会脱皮？

宝宝离开妈妈充满羊水的子宫后，外界环境相对干燥，并且新陈代谢快，旧的上皮细胞脱落引起脱皮，家长不需要担心。

18　宝宝鼻塞是不是感冒了？

新生宝宝鼻腔小、鼻黏膜柔软并分布有丰富的毛细血管，与成人相比更容易发生充血和水肿。有时宝宝鼻子像是感冒了一样堵，其实不是感冒。

19　宝宝打喷嚏怎么办？

新出生的宝宝接触到冷空气或者灰尘会打喷嚏，这是宝宝清理鼻腔的一个过程。如果宝宝没有流鼻涕，只是偶尔打喷嚏不用过于担心。

20 宝宝为什么不睁眼或睁一只眼闭一只眼？

有的宝宝生下来前几天不睁眼或睁一只眼闭一只眼，与宝宝不适应外界光线有关，过几天就好了。如果数天后不睁眼，要及时去医院眼科做检查。

21 宝宝的眼睛能看多远？

刚出生的宝宝在安静清醒时可短暂注视 15 ～ 20 cm 内的物体，2 个月后眼球可以跟随人运动，3 个月喜欢看自己的手。

22 宝宝耳朵前有个小洞洞是怎么回事？

有不少妈妈发现宝宝耳朵前有个小洞洞，这是宝宝耳朵在子宫里发育过程中融合不全的遗迹，医学上把它叫作"先天性耳前瘘管"。耳前瘘管平时多无症状，注意不要用手去挤压，保持局部清洁，防止发生感染。感染时局部疼痛难忍，红肿，溢出液体。挤压瘘管，周围可有臭味的白色分泌物流出，皮肤出现多个瘘孔；排脓后炎症可暂时消退，但常反复发作。如果感染了可以通过使用抗生素来控制炎症。已形成的脓肿，则应进行切开引流，最好是能够手术治疗。

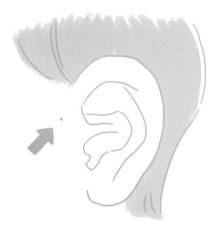
未感染的耳前瘘管

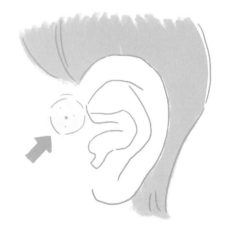
感染的耳前瘘管

23 宝宝喉咙里呼噜呼噜响是怎么一回事？

宝宝出生后喉咙一直呼噜呼噜响，声音时大时小，好像有痰一样，吐不出来、也咽不下去，吃奶或者哭闹的时候特别明显。经过检查，医生可能会告诉家长，这是"喉软骨发育不良"，或"喉软骨软化病""先天性喉喘鸣"。该疾病可能与妈妈孕期营养不良、宝宝缺钙、电解质不平衡等有关，大多数宝宝的睡眠和饮食不受影响。正常喉部是由软骨支撑以保证呼吸道的通畅。喉软骨发育不良时软骨不能起到足够的支撑作用，反而像树叶一样随着呼吸而摆动；或者喉腔的软组织过度软弱，随呼吸而振动，从而产生了喉鸣，也就是"呼—呼—呼—"或"呼噜—呼噜——"或"啾—啾—"的响声。一般注意补充维生素D、钙剂，加强营养、预防感染等即可；程度较重者，可能影响宝宝呼吸，甚至出现呼吸困难的，需要及时就诊，甚至手术治疗。

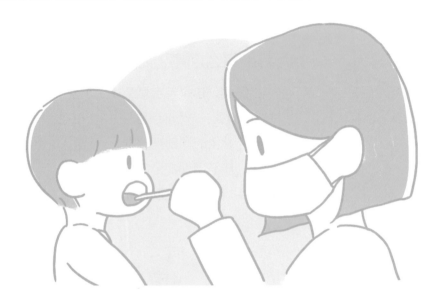

24 宝宝头上怎么长了一个"大包"？

宝宝头上的包一般分为产瘤和血肿。产瘤是头部经过产道挤压引起的头皮下水肿，出生时就会发现，一般2~4天消失。血肿是分娩时损伤引起的骨膜下血管破裂所致，出生后几小时至数天出现，摸上去软软的，有波动感，多可自行吸收，2~4个月消失。家长注意不要弄破血肿部位的皮肤，观察包块有无增大、宝宝的精神状况、吃奶情况及黄疸，有异常随时就医。

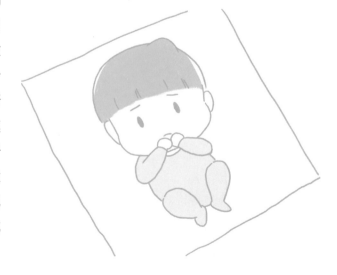

25　宝宝满月时，体重、身长、头围增长多少是正常的？

新生宝宝满月时体重增长 600 g 以上，身长增加 2.5 cm 以上为正常。出生时头围平均 33 ~ 34 cm，此后每月增加 1.1 cm。

第二节　宝宝喂养妙招

都说母乳喂养好，李女士信心满满，暗自发誓要坚持。白天每 2 ~ 3 小时喂一次奶，喂完奶后，担心宝宝口干，喂了一点温开水。晚上 12 点入睡，一觉睡到天亮。婆婆将冰箱储存的母乳放微波炉加热后喂给宝宝吃，吃完宝宝还哭，担心没喂饱，又添加了配方奶。喂养有问题吗？下面我们为您揭秘有关新生宝宝的喂养问题。

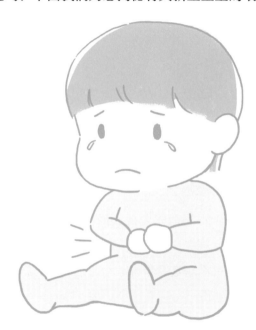

1 多久喂一次母乳是合理的？

母乳喂养采用 "按需喂哺"。所谓按需喂哺，是根据宝宝和妈妈的需要，当宝宝饿了，或者妈妈感到奶胀了，就喂奶，不定时，也不定量，以吃饱为原则。但在按需喂哺的时候需要注意，24 小时哺乳的总次数要达到 8 ~ 12 次，且每次哺乳的时间不能太短，将前奶、后奶充分摄入，保证宝宝获得充足的营养。

2 宝宝吸奶时的正确含接有哪些表现？

宝宝正确的含接能保护妈妈乳头不受伤害，减少妈妈哺乳期乳房并发症的发生，保证母乳喂养的成功。宝宝正确的含接表现有：宝宝的嘴张大，下唇外翻，会吸入乳头和大部分的乳晕，宝宝下颌贴在妈妈的乳房上，宝宝嘴部上方漏出的乳晕比嘴部下方漏出的多。面颊鼓起呈圆形；宝宝的吸吮是慢而深的，有时候会暂停休息，如果妈妈乳汁很多时还可以听到宝宝吞咽的声音。

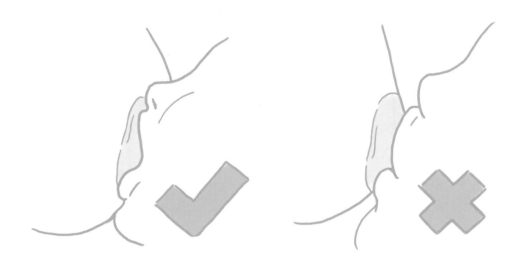

3 宝宝不肯吸妈妈的奶怎么办？

宝宝不肯吸妈妈的奶时，妈妈首先要找到原因再进行处理。一般可能有以下几个原因：

（1）宝宝不饿。如果宝宝刚刚吃完母乳，而且上次母乳喂养也很成功，可能是因为不饿。那么妈妈可以观察后再喂。

（2）宝宝可能保暖不够、生病、宝宝太小而无力吸吮，这个时候需要就医查找是否为疾病的原因。

（3）妈妈抱宝宝的姿势不正确，宝宝不能正确地含接。这个时候宝宝可能很饿，想吃母奶但是不能有效含接。妈妈需要抱好宝宝，帮助宝宝正确含接。

（4）妈妈的乳房可能因为乳胀而变硬，使得宝宝难以含接。这时妈妈可以先挤掉部分乳汁，使乳晕部分变软，利于宝宝含接。

（5）妈妈之前有给宝宝使用奶瓶或是奶嘴，宝宝有可能习惯了吸吮橡胶乳头，不习惯母乳喂养。这时妈妈应该避免再给宝宝使用奶瓶或奶嘴，必要时可以使用杯子喂养。

妈妈需特别注意的是，当宝宝哭闹时一定不要强行将他／她抱近乳房。应当在宝宝感觉舒适时让他／她接近乳房。有时甚至需要挤出母乳用杯子进行喂养，直到宝宝愿意吃母乳。

4 宝宝每次吃多少奶才能满足需求?

宝宝最初 3 天胃容量每次只需要哺乳 5 ~ 7 mL 就能满足。出生 3 天后随着妈妈乳汁的不断增加,宝宝的胃容量达到 20 多毫升,这时大多数妈妈开始下奶了,妈妈的奶量随着宝宝的需求增长而增多,乳房排空得越彻底,下次乳汁就产生得越多。宝宝出生第 1 天胃容量相当于弹珠,第 3 天相当于乒乓球,第 5 ~ 7 天相当于鸡蛋。

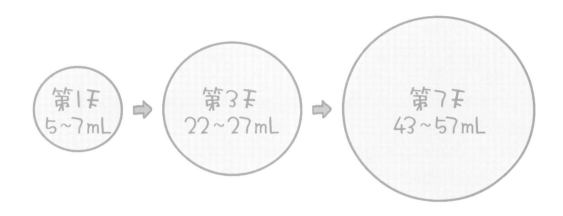

5 夜间需要喂奶吗?

夜间需要喂奶。因为被宝宝吃进胃里的乳汁,只能维持 2 ~ 3 小时。乳汁的分泌主要是靠催乳素来发动的。催乳素分泌越多,产奶就会越多,而催乳素在夜间的分泌高于白天,尤其是清晨三四点钟,是催乳素分泌的高峰期,较白天的浓度增加了 1 倍,夜间哺乳,有利于乳汁的分泌,同时也可减少乳汁淤积等乳房问题的发生。

6 母乳喂养的宝宝需要添加水吗?

(1)母乳喂养的宝宝一般是不需要额外补充水的。因为母乳里含有大量的水分。

(2)如果在喂奶前喂水,会让宝宝产生饱腹感,这样就会减少对母乳的渴求,从而会减少母乳喂养的吸吮次数,最终导致乳汁的分泌减少,奶水变少;因为宝宝对乳房吸吮变少,那么妈妈发生乳房肿胀、乳汁淤积和乳腺炎的机会就大大增加。

(3)添加水,可能使用到奶瓶,宝宝会因此产生乳头错觉,从而对奶瓶依赖,拒绝吸吮妈妈的乳头,同时奶瓶如果消毒不彻底,也容易让宝宝发生肠道感染,给健康带来威胁。

7 母乳能用微波炉加热吗？

母乳不能用微波炉加热，因为微波可能在加热的同时对母乳中的某些营养成分，如免疫球蛋白、维生素等造成破坏，从而降低母乳的营养价值。建议最好使用新鲜的母乳喂养宝宝，存放在冰箱内的母乳，经过解冻后，在使用前可在 37 ~ 40℃温水中加温，或者使用温奶器快速加热。

8 如何判断宝宝吃饱了？

（1）妈妈"下奶"（即产后 3 ~ 5 天）后，宝宝每天的小便在 6 次以上，且尿液淡黄、清亮，每次湿透尿片。

（2）出生后每天排出胎便数次，3 ~ 4 天大便的颜色逐渐变浅，从墨绿色变成棕色或者黄色。

（3）体重增长合理。出生后 7 ~ 10 天，宝宝的体重恢复至出生时的体重，满月时体重增长 600 g 及以上。

（4）宝宝吃奶后能自己放开乳房，表情满足，有睡意。

（5）妈妈喂奶前感到乳房饱满，喂完奶后乳房变软。

9 宝宝总是睡觉，不爱吃奶怎么办？

新生宝宝的睡眠时间较多，但一般母乳喂养的宝宝 2 ~ 3 小时会醒来要吃奶。如果睡眠时间超过 3 小时还没有吃奶的要求，家长可以将宝宝抱起来，更换尿裤、摸耳朵等叫醒宝宝吃奶。

10 宝宝吃几口奶就睡，放下又哭，怎么办？

吃奶是消耗体力的事，尤其是早产宝宝和低体重儿，本身吸吮力不够，吃几口就累了，但又没有吃饱，放下就哭。妈妈要耐心让宝宝休息一会儿继续喂奶，随着宝宝生长，吸吮力逐渐增强，这种情况就会得到改善。也可能与宝宝的含接姿势不正确有关。如果宝宝嘴张得很大，含住乳头及乳晕的大部分，有慢而深地吸吮，听到吞咽声，宝宝吸吮时妈妈觉得很舒服，说明含接良好。还有一些宝宝并不是真正饿了，而是喜欢妈妈的拥抱，有安全感。

11 如何给宝宝添加维生素 D？

宝宝出生后几天即可开始补充，足月儿建议每天补充维生素 D 400 IU，早产儿每天800 IU。维生素 D 制剂是目前补充维生素 D 的最佳来源。纯母乳喂养的宝宝，因为母乳内维生素 D 含量少，因此也是需要额外补充的。充足的日照虽然可以促进人体产生维生素 D，但日照并不适合较小的婴儿。

12 什么是混合喂养？

混合喂养是喂哺婴儿的一种方法，但不是最佳的方法。混合喂养一般是在确定母乳不足的情况下，用其他的乳类或者代乳品作为母乳喂养的补充。

13 母乳不够如何添加配方奶？

真正的母乳不够的情况是非常少见的，大多数是妈妈的信心不足导致，因此当怀疑宝宝可能是母乳喂养不足时，最好先请医生进行检查后判断，以明确宝宝是否真的未获得充足的母乳。如未获得充足母乳，导致的原因是什么，是姿势不正确，还是哺乳次数太少、含接方法不对等，再针对原因进行纠正，千万不要轻易添加配方奶。

如确实存在母乳不足，需要添加配方奶时，一定要注意在母乳喂养后进行，让宝宝充分吸吮乳房，刺激乳汁的分泌；同时注意观察宝宝进食配方奶后的反应，如大小便的情况等；添加配方奶的量要根据宝宝的月龄以及母乳缺乏的程度来定。

14 宝宝生病了，不能喂母乳怎么办？

宝宝生病，经医生确诊确实不能进行母乳喂养的，可以改用婴儿配方奶喂养。如果生病只是暂时的，配方奶喂养也只是暂时的，妈妈要注意排空乳房，2～3 小时挤奶一次，保持乳汁分泌，同时尽量不要使用奶瓶喂哺，以免产生乳头错觉，形成对奶瓶的依赖，推荐使用杯子和勺子喂养，或者辅助哺乳装置。

如果确定宝宝因为生病，今后再也不能进行母乳喂养了，妈妈可以在医生的指导下进行药物退奶。

15 如何合理人工喂养？

虽然母乳是最佳的喂养方式，但一小部分妈妈由于自身或宝宝的疾病原因不得不采用人工喂养。挑选配方奶时要选择正规厂家的产品，注意保质期。冲调奶粉前阅读说明书，了解冲调的比例及水温，切忌过浓或过稀。过浓会引起宝宝消化不良，过稀会导致宝宝营养不良。人工喂养一般 3 小时喂一次，配方奶必须现配现用。每次喂奶前可滴几滴奶于手腕处试奶温，以不烫为宜。喂奶时，奶瓶斜度应始终使奶液充满奶头，以免宝宝将空气吸入。一般足月正常体重的宝宝，每天需要的奶量为每千克体重 100～150 mL。

第三节 香香的宝宝招人爱

李女士每天给宝宝清洁眼部、鼻子、耳朵和口腔。发现宝宝眼睛总是有眼屎，不哭时眼里也含着泪水。担心宝宝受凉，每2天洗一次澡，匆匆在水里搓搓就抱出来了。为了防止脐部感染，特意买了个护脐贴。这些做法正确吗？下面我们为您揭秘新生宝宝的五官及身体清洁方面的问题。

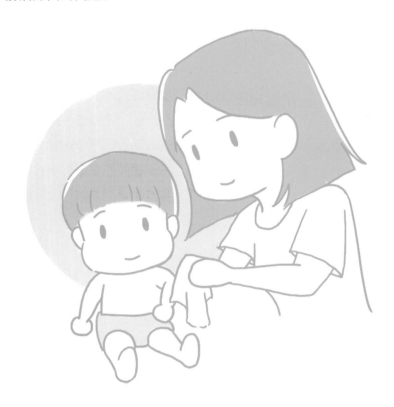

1 如何给宝宝清洁眼部？

在接触宝宝眼睛前，要洗手，保持手卫生。家长可以用干净的小毛巾、棉球或棉签蘸温开水或者生理盐水，从内眼角向外侧轻轻擦拭，力度不宜过大。当用小毛巾的一角擦拭完一只眼后，换小毛巾的另一个角擦拭另一只眼睛，避免交叉感染；若是用棉球或棉签，建议擦拭完一只眼后将其丢弃，换新的棉球或棉签擦拭另一只眼。

2 宝宝有眼屎怎么办？

由于新生宝宝在出生的时候要经过妈妈的产道，宝宝眼睛容易受到病原体感染而引起结膜炎，导致眼睛出现发红、流泪、分泌物多等情况。这时候家长要及时清除宝宝眼角的分泌物，在医生的指导下局部使用抗生素眼液或眼膏来对症治疗。如果同时合并明显流泪的情况，则考虑合并有泪道阻塞。如果宝宝眼睛的黄色眼屎很多，擦拭干净后很快又出现的话，要警惕宝宝淋球菌性结膜炎，常称"脓漏眼"，该种疾病如果没有得到及时的有效治疗，是可能会引起角膜溃疡甚至出现角膜穿孔。所以一旦宝宝出现上述症状，家长一定要尽早带宝宝到医院就诊进行治疗。

3　宝宝眼睛总是流泪怎么办？

引起宝宝流泪的原因有很多，哭闹是最常见的原因，但是当宝宝没有哭闹的情况下眼睛总是流眼泪就需要引起父母的重视了，这种情况多半考虑是因为泪道下端的鼻泪管膜没有退化引起的泪道阻塞，严重会引起泪囊炎。故建议家长在早期即带宝宝到眼科门诊确诊。

有泪道阻塞时，可先用棉签或棉球将眼部分泌物清除，再用大拇指的指腹按摩内侧眼角稍偏下部皮肤（泪囊区），从而促使鼻泪管下口开放，同时配合抗生素眼液点眼，多数患儿能治愈。若上述治疗无效，则满 2 个月后可到眼科门诊进行泪道冲洗。

还有一部分宝宝是因为倒睫引起的流眼泪，这类宝宝大多数会随着鼻梁和眼睛的发育，下眼睑逐渐外翻，症状逐步得到改善。同时结膜炎、角膜炎、睑缘炎等眼部炎症，也可以引起宝宝流泪。对于这些原因引起的流泪，原则上是到眼科门诊就诊后，局部予以抗生素眼液治疗，待原发病治愈后流泪症状便会消除。

还有一种特别容易被忽视、但是相当严重的疾病，宝宝的主要表现是怕光流泪、黑眼球增大水肿，这有可能是先天性青光眼的一种征兆，俗称"水牛眼"。先天性青光眼是可以导致失明的先天性眼病，早发现、早诊断、早治疗对于先天性青光眼是非常关键的。

4　宝宝需要掏鼻子和耳朵吗？

鼻子和耳朵是具有自净功能的器官，不要用棉签清洁鼻腔和耳朵，以防损伤鼻黏膜和外耳道皮肤引起感染。如果耳屎堵塞了外耳道，就要及时清理。由于宝宝不会配合，采用大人的清理方式，容易造成耳膜损伤，需要去医院的儿童五官科请医生处理。

5　宝宝有鼻屎如何处理？

可用生理盐水或温水滴入鼻腔使其湿润后，轻按鼻根部将分泌物挤压出鼻腔或用捻成细绳状的药棉把鼻屎带出。

6 每天要给宝宝清洁口腔吗？

新生宝宝口腔黏膜薄嫩，擦拭可能导致黏膜破裂，增加感染的机会，因而不宜擦拭。

7 如何给宝宝更换尿裤？

解开尿裤，一只手抓住宝宝双腿，另一只手用尿裤较干净的部分垫在臀下，用湿纸巾或蘸温水的毛巾从前向后擦净会阴部和臀部，男宝宝要注意阴囊皮肤的清洁，清洁干净后将鞣酸软膏涂抹于臀部，将干净的尿裤垫在臀部，系好尿裤。

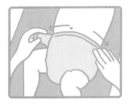 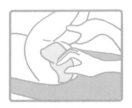 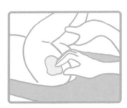 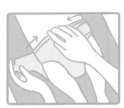

1.解开尿裤　　2.擦拭干净　　3.涂抹软膏　　4.换上干净尿裤

8 更换尿裤要注意什么？

尿裤松紧适宜，太松容易导致大小便漏出，太紧会勒伤皮肤。男婴保持阴茎向下方，避免尿液从上方流出。宝宝脐带未脱落前，注意尿裤的前端反折，保持脐部处于暴露状态。

9 如何给宝宝洗澡？

洗澡前先要洗手，脱去首饰。准备好大毛巾和需要更换的衣服等，关好门窗。用手的前臂内侧试水温。

具体操作步骤：

（1）左手掌托住宝宝头部，左手前臂托住宝宝背部，左腋下夹住臀部下肢，移至浴盆边。

（2）右手先将拧干的小毛巾洗眼、鼻子、嘴唇、脸、颈部和耳后，用左手拇指和中指将宝宝两耳郭向前盖住耳孔，以防止水流入耳内。右手给宝宝洗头部、擦干。

（3）撤去包被、尿裤。

（4）宝宝头枕在操作者左手腕上，左手抓住宝宝左上肢。右手托着宝宝臀部和下肢将宝宝放入浴盆内。

（5）右手从上而下依次洗颈、上肢、手心、腋下、胸部、腹部、会阴、下肢。

（6）右手从宝宝前方握住婴儿左肩及腋窝，使其头颈部俯卧于操作者右前臂，左手洗后颈部、背部、臀部及下肢，全身洗净，洗毕，抱起，用大毛巾擦干。

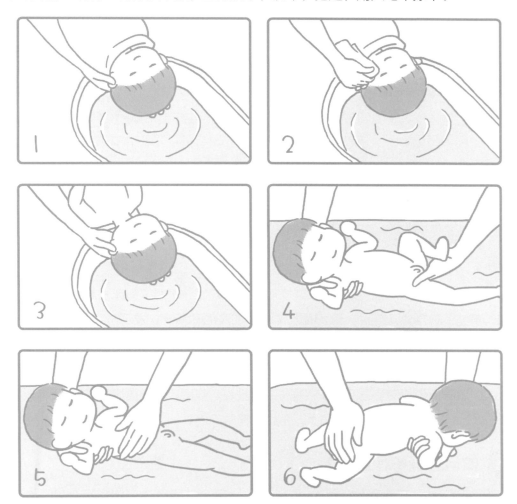

10 宝宝的脐带未脱落可以盆浴吗？

可以。脐带未脱落前，洗澡不需要包扎脐部，可以着水洗澡。洗完后注意及时用75% 乙醇或聚维酮碘消毒脐部，保持脐部干燥即可。

11 什么时间给宝宝洗澡合适？

不要在宝宝饿了、刚吃饱或者累了的时候洗澡，一般安排在两次吃奶之间。

12 宝宝需要每天洗澡吗？

最好每天给宝宝洗澡，因为宝宝新陈代谢很快，容易出汗，大小便次数多，加上宝宝皮肤较薄，皮下毛细血管丰富，局部防御力差，如果不及时清洁，容易发生皮肤感染。

另外，洗澡时宝宝全身皮肤裸露，家长可以观察宝宝皮肤及肢体活动有无异常，如有无皮疹、皮肤破损、黄疸等。洗澡时家长与宝宝说话，可以促进亲子感情。每天洗澡的次数取决于季节不同和宝宝的实际情况。

13 给宝宝洗澡时，室温和水温多少合适？

给宝宝洗澡时，室温调节至 26 ~ 28℃比较好；给宝宝洗澡的水温以 37 ~ 39℃合适，备水时水温稍高 2 ~ 3℃。

14 给宝宝洗澡要注意什么？

（1）洗澡前先试水温，防止烫伤。如果烧水洗澡，一定要先放冷水。

（2）洗澡应在吃奶后 1 小时进行。

（3）勿使水流入耳、鼻、口、眼内。

（4）注意观察宝宝全身情况，注意皮肤是否红润、干燥，有无发绀、斑点、皮疹、脓疱、黄疸。脐部有无红肿、分泌物及渗血，四肢活动情况，发现异常及时就医。

（5）注意保暖，沐浴后迅速擦干头部和身体，动作要轻柔，防止宝宝受凉或损伤。

（6）注意安全，操作者不可离开宝宝，防坠落跌伤。

（7）注意皮肤皱褶处如颈部、腋窝、腹股沟、腘窝、生殖器等部位的清洁。

（8）一边洗澡一边与宝宝说话，有利于情感交流。

15 如何正确护理脐带？

新生宝宝的脐带直径约 1 cm，脐带脱落以后，其断面对宝宝来说，是一个很大的创面，如果护理不当，病原菌可从此处侵入导致感染，因此宝宝出生后必须做好脐部护理。

脐部护理有 3 大要点：

（1）保持脐部清洁干燥：每天沐浴后用 1 根干棉签蘸干脐部水分，再用 75% 乙醇或聚维酮碘棉签消毒脐带根部及脐周皮肤。

（2）避免摩擦：日常生活护理注意尿片或尿裤不要覆盖脐部，避免尿裤或尿片摩擦脐部，以及大小便污染脐部。

（3）保持透气：脐部不要包扎，脐带创面不要使用面霜、乳剂及油类涂抹，可能导致脐部感染。

注意：如果宝宝脐部有红肿或脓性分泌物等，一定要及时到医院处理。

16 **如何去除宝宝头上长的一层厚厚的痂?**

新生宝宝头皮的皮脂腺分泌旺盛,如果没有及时清洁,这些分泌物就会和头皮上的脏物聚集,形成厚厚的一层痂。家长可以将消毒后的植物油或婴儿油涂在痂的表面,保留一段时间,用小梳子轻轻梳理,头皮痂会逐渐脱落,然后用婴儿洗发露和温水清洁干净。切记不能撕扯,以免造成头皮损伤和感染。

第四节　新手爸妈需要掌握的技能

李女士每天给宝宝测量体温,看到腋温 36.0℃,认为宝宝体温低,在衣服外面加了热水袋保暖。宝宝每天拉黄绿色大便 4 次,小便 7 ~ 10 次,白天呼呼睡,晚上不睡。10 天了,脐带还没有脱落,有少许渗血。听说俯卧位有利于宝宝的发育,就想试试这个卧位。为了睡出个圆圆的头,特意买了个小枕头。晚上床头小灯一直开着。为了让宝宝随时看到玩具,特意把玩具挂在床头上方。遇到宝宝哭闹得厉害,全家手足无措。下面我们来告诉您如何正确观察和照护新生宝宝吧。

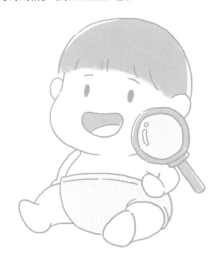

1 **如何给宝宝测量体温?**

最常用的是腋下体温测量,将水银体温计的水银柱甩至 35℃ 以下,将水银端放置在腋窝,夹紧 5 ~ 10 分钟后取出,读取结果。也可以用体温枪测量皮肤温度。注意不要在刚喂完奶、洗完澡、哭闹时测量。

2 **宝宝的正常体温是多少?**

宝宝正常腋下体温为 36 ~ 37℃,直肠温度为 36.5 ~ 37.5℃。低于 36℃ 需要加强保暖，高于 37.5℃需要查找原因，如是否室温过高、穿衣太多等。

3 宝宝穿什么衣服合适？

选择纯棉天然纤维织品、宽圆领衣服，内衣选择浅色花型或素色，新生宝宝的衣服不要有纽扣，防止压伤宝宝皮肤。衣服要宽松柔软，不妨碍肢体活动，易穿易脱。

4 如何给宝宝保暖？

注意室内温度和湿度，冬天和春天，室温一般保持在 20 ～ 22℃，湿度 55%。不建议用热水袋、电热毯给宝宝保暖。天气寒冷戴帽子。根据季节增减衣服。夏天注意不要保暖过度，以免引起发热、脱水。

5 宝宝每天拉多少次大小便是正常的？

一般出生后的前 4 天，一天排尿 3 ～ 4 次，随着奶量增多，一天排尿 6 次以上。出生后 24 小时排大便，母乳喂养的宝宝每天排便 6 ～ 8 次。

6 如何判断宝宝大便的颜色是否正常？

刚出生排出的大便为墨绿色或黑色的胎便，随后 2 ～ 3 天，排棕褐色的过渡便，以后逐渐变成黄色的大便，偶尔也呈绿色，混有奶瓣。如果大便色绿量少、黏液多、次数多提示喂养不够。如果大便混有血液、鼻涕样黏液、白色胶冻样物质，大便颜色为灰白色等要及时看医生。

7 母乳喂养的宝宝，大便稀是拉肚子吗？

不一定，可能是生理性腹泻。多见于出生 1 个月左右的母乳喂养的宝宝，表现为大便稀，每天 4 ～ 5 次或更多，有奶块或少量透明黏液，大便化验正常，除腹泻外宝宝精神好、反应好，体重增长良好。可能有乳糖不耐受情况存在。生理性腹泻不需要治疗，一般添加辅食后好转。

8 如何观察宝宝的黄疸？

在自然光线下观察宝宝的黄疸，根据黄疸的分布情况，粗略判断宝宝的黄疸指数（血胆红素水平）。如果仅限于头面部，胆红素值为 102.6 ～ 136.8 mmol/L（6 ～ 8 mg/dL）。如果胸部皮肤黄染，胆红素值为 153.9 ～ 205.2 mmol/L（9 ～ 12 mg/dL）。如果腹部及大腿皮肤黄染，胆红素值为 205.2 ～ 273.6 mmol/L（12 ～ 16 mg/dL）。如果全身及手足心黄染为重度黄疸。监测黄疸的最好方法是带宝宝去医院测量黄疸指数。由于严重黄疸可引起脑损伤，家长一定要重视，一旦可疑为病理性黄疸，需要立即去医院。

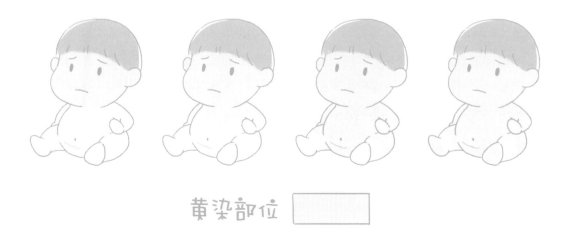

黄染部位

9　晒太阳可以退黄疸吗？

不少家长认为晒太阳能够使黄疸消退，天天带着宝宝晒太阳，有些宝宝都被晒成了"小黑人"，黄疸依旧没有消退。太阳中的蓝光确实有消退黄疸的作用，但量小，而且太阳中的紫外线会对宝宝的皮肤造成损害。生理性黄疸会自然消退，不是晒太阳的效果。

10　宝宝吐奶的原因是什么？

宝宝的胃肠道解剖特点导致容易吐奶，另外大声哭闹后喂奶、吃奶过急导致大量空气进入胃，容易吐奶。如果呕吐次数多、吐奶量多，可能宝宝生病了，需要及时看医生。

11　宝宝哭闹的常见原因有哪些？

（1）不舒适：如饥饿、尿布湿了、太热或太冷、环境太嘈杂，宝宝一般哭声强而有力、富有节奏又不太响亮。

（2）生病或疼痛：如发热、腹泻、呕吐等，哭声尖锐，难以安抚，甚至有握拳、蹬腿等动作。

（3）生长太快：出生后2周、6周、3个月左右宝宝生长速度较快，宝宝在这期间显得特别饿，会频繁要求吃奶。

（4）肠绞痛：每天在某一固定的时间如傍晚或晚上哭闹不停，好像要吃奶，但喂奶也无法使其停止哭，哭时双腿绷直，好像有腹痛。

（5）情感依赖性啼哭：总是要人抱着或陪着，不抱就哭，没有其他异常。你若抱起哄他，会使其情绪稳定，精神愉快。

（6）如持续哭吵不止，伴有呕吐等其他症状，必须立即送医院诊治。

12 宝宝的脐带多久脱落？迟迟不脱落怎么办？

脐带自然脱落的时间有个体差异，大部分宝宝的脐带在出生后 7 天左右脱落，如果宝宝脐带一直不脱落，注意观察宝宝脐部，只要没有红肿或脓性分泌物就不用着急，保持脐部清洁干燥，等待其自然脱落。

13 宝宝的脐部出血怎么办？

少量的脐部出血不要紧，注意增加消毒次数，防止感染。如果出血多，需要到医院肌内注射维生素 K_1 止血。

14 如何识别宝宝想睡觉了？

每个宝宝的睡眠时间不一样，平均每天睡 16 ~ 20 小时，没有明显规律。如果宝宝吃饱奶后还哭闹、烦躁不安、揉眼睛、拉耳朵或眼睛发呆，这时候把宝宝放床上会很快入睡。

15 宝宝睡觉时出现一些怪动作正常吗？

宝宝在睡眠过程中会出现一些动作如笑、吸吮、扮鬼脸、不经意地突然抽动一下身子、呼吸音重等，均属正常现象，说明宝宝在享受非常健康的睡眠。

16 宝宝睡眠日夜颠倒怎么办？

许多新生宝宝的睡眠日夜颠倒，白天呼呼睡，晚上睡得少。创造新生宝宝的睡眠环境十分重要，家长应及时调整室内光线使之有明显的昼夜区别，来帮助新生儿分辨昼夜。晚上把室内光线调到最暗，避免在晚睡前和宝宝玩耍，也可以在晚睡前给宝宝洗个澡，抱抱宝宝。做做抚触，放点舒缓的音乐帮助入睡。

17 新生宝宝睡眠采取什么体位合适？

有的家长认为俯卧位有利于宝宝的发育，有的认为侧卧位安全，万一宝宝溢奶不会误吸。需要特别提醒的是俯卧位和侧卧位都必须有家长守护在宝宝身边才可以进行，因为新生宝宝不会抬头，容易发生窒息。仰卧位较安全，可以防止发生"婴儿猝死综合征"。

18 新生宝宝需要睡枕头吗？

不要。成年人的颈椎是向前凸出，躺下后和床面之间有个间隙，睡枕头能保护正常的生理弯曲，颈部和背部肌肉得到松弛。颈前曲是后天生长过程中形成的。新生宝宝颈椎稍直且微微向后弯，如果睡枕头，把颈部垫高，不符合宝宝颈椎弯曲程度，反而可能造成宝宝呼吸不畅，所以不需要睡枕头。

19 如何给宝宝拍嗝？

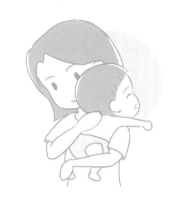

喂奶后竖抱宝宝，让宝宝的头趴在大人的肩上（肩上可以垫一干净毛巾），注意不要捂住嘴唇，大人一手掌呈空心，由下往上轻拍宝宝的背部1～2分钟，帮助排出胃内空气。

20 宝宝持续打嗝怎么办？

打嗝是宝宝的膈肌产生痉挛所致，遇到宝宝持续打嗝时，家长可用拇指和中指轻轻弹宝宝的足底，令其啼哭，使宝宝的膈肌收缩突然停止，哭声停止后，一般打嗝也会停止。如果没有，可重复上述方法。

21 如何缓解宝宝的肠绞痛？

（1）每天给宝宝进行抚触，顺时针按摩腹部，促进肠蠕动。

（2）妈妈注意少吃一些引起胀气的食物，例如：牛奶、甜食、葱和蒜等。

（3）尽量不要让宝宝哭闹过久，避免吞入空气引起胀气；每次吃奶后可轻拍后背让宝宝打嗝，吐出吞入的空气。

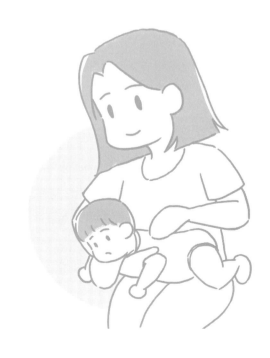

发生肠绞痛时，最好的办法就是抱紧宝宝，轻轻地来回抚摸并轻压他的腹部。可以采取右图的姿势。让宝宝俯趴在成人腿上，同时轻抚背部，促进排气。

22 如何给宝宝喂药？喂药有什么注意事项？

（1）喂药前要核对药物名称、剂量、使用说明，有无禁忌，是否在有效期内。

（2）通常选用糖浆、水剂或冲剂，也可将药片捣碎加糖水。给宝宝喂药时，可用滴管或去掉针头的注射器给药；如果是用小药匙喂药，则从宝宝口角处顺口颊方向慢慢倒入药液，待药液咽下后，才将药匙拿开，以防宝宝将药液吐出。可用拇指和食指轻轻捏双颊，使之吞咽。

（3）注意不要让宝宝完全平卧或在其吞咽时给药，喂药时最好抱起宝宝或抬高其头部，以防呛咳。

（4）喂药应在喂奶前或两次喂奶之间进行，以免因服药时呕吐引起误吸。

（5）需吞服的药物通常用40℃左右的温开水。

（6）服用对呼吸道黏膜起安抚作用的药物如止咳糖浆后不宜立即饮水。

（7）抗生素类药物需准时服药，以保证血药浓度。

（8）喂混悬剂前要摇匀。

（9）喂药时不要撬嘴，捏紧鼻孔，强行灌药，这样容易造成宝宝的恐惧感，宝宝挣扎后很容易呛到而引起误吸。

（10）药物不能与牛奶、果汁等食物一起服用。

23 新生宝宝眼睛有血丝怎么办？

新生宝宝白眼球上面可见血丝，多半是在生产过程中产道挤压导致的新生儿球结膜下出血。单纯结膜下出血，无需处理，若有巩膜破裂或其他病理损伤，应急诊缝合及其他相应处理。一般眼球受到挤压的新生宝宝，建议完善眼底检查，了解是否有视网膜出血、玻璃体积血，避免发生视觉剥夺性弱视。

24 为什么晚上要关小夜灯睡觉？

夜晚长时间开灯睡觉，夜间黑暗期减少，会导致光线昼夜节律紊乱，影响眼球发育正视化的过程，另外长时间开灯睡觉会导致瞳孔无法真正的放松休息，眼睛上的神经和肌肉一直处于紧绷的状态，都会导致宝宝容易近视。开小夜灯睡觉，不仅影响宝宝的视力发育，也会影响睡眠质量以及降低宝宝自身免疫力，有研究表明，开夜灯睡觉，会抑制褪黑素分泌，可能会导致宝宝出现性早熟等。

25 户外活动可以预防近视吗？

（1）户外活动减少了近距离用眼的时间。

（2）户外活动可增加阳光照射，刺激眼内多巴胺的分泌和释放，后者能抑制眼轴的增长。

（3）阳光照射可以使维生素 D 吸收增加，维生素 D 具有强大的抗增殖作用，进而可以稳定眼球的增长。

所以，户外活动可以预防近视，降低近视的发病率。

26 如何给宝宝滴眼液？

家长给宝宝滴眼液之前先清洁双手，轻轻拉开宝宝的上、下眼睑，暴露结膜囊，瓶口距离眼睛 1 ~ 2 cm，不要让睫毛接触瓶口，以防止污染，轻挤药瓶滴入 1 滴眼液，用消毒棉签擦干流出的眼液。

27 为什么不能在宝宝的床上方固定挂玩具？

新生宝宝眼外肌的发育及功能尚不完善，眼球运动并不协调，双眼尚不具备共同运动功能，出生后 4 周左右双眼球运动逐渐协调。刚出生至 4 个月的宝宝眼位在正位和内斜、外斜位之间变动，若在宝宝床上方固定挂玩具容易导致斜视的发生。

28 如何清洗宝宝的衣服？

清洗宝宝的衣服，需要准备一套专用的洗衣用具、宝宝专用洗衣液或肥皂、宝宝专用衣架。不能与大人衣服一起洗，以免大人衣服上的细菌黏附在宝宝衣服上。

尽量不用洗衣机洗，因为洗衣机长期使用不清洗容易藏细菌。如果要洗衣机代劳的话，就要定期做好洗衣机的清洗和养护，且不能与大人的衣服共用洗衣桶。

29 新衣服怎么清洗？

（1）先将吊牌剪掉，吊牌挂绳一定要仔细清理掉。

（2）将新衣服全部翻过来清洗。

（3）准备一盆温水，倒入适量食用盐，搅拌溶解。

（4）将衣服放入温盐水中浸泡 20 ~ 30 分钟。

（5）用清水漂洗干净。

30 如何洗净衣服上的奶渍？

（1）用冷水洗一遍，千万不要用热水，热水会使奶渍中的蛋白质与衣服牢牢粘着。

（2）用肥皂搓洗。

（3）用清水漂洗干净。

31 如何洗净衣服上的果汁？

（1）把衣服放在加有苏打水的冷水中浸泡 10 ～ 15 分钟。

（2）用肥皂搓洗。

（3）用清水漂洗干净。

32 如何清洁和消毒奶具？

（1）宝宝喝完奶后，马上将奶瓶剩余的奶倒掉，浸泡到热水中，水要没过奶瓶。注意将奶瓶、奶盖、奶嘴分开。

（2）5 分钟后用奶瓶刷清洁奶瓶的内部，将奶嘴反过来，认真清洗，用刷子顺着奶盖的螺纹，来回刷几次。

（3）洗完后用清水冲洗一遍。

（4）消毒（使用专用的消毒机）煮沸法：水没过奶瓶奶嘴奶盖，煮沸后 10 分钟以上。

（5）将消毒好的奶瓶等取出，晾干后放在有盖的器皿中备用。

第五节　先天疾病早知道

在住院期间，有好几波医生来给宝宝做检查。有的在宝宝脚后跟采几滴血，有的把耳塞放入宝宝的小耳朵，有的检查宝宝的眼睛，李女士想一个新生宝宝有必要做这么多检查吗？下面我们告诉您有关新生儿疾病筛查方面的知识。

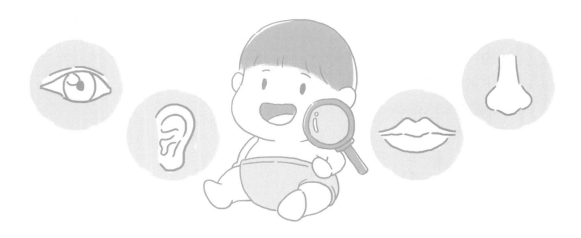

1　为什么要做新生儿疾病筛查？

通过快速、敏感、简便的方法，对一些危害儿童健康的疾病进行早诊断，在出现症状之前给予及时治疗，避免机体器官受到不可逆的损害。一般是在宝宝出生72小时后在足跟采几滴血化验。如果因为特殊原因没有做筛查，要在出生后20天之内进行补筛。如果做了筛查的家长接到医院通知要求复筛，一定要及时去医院以免延误干预治疗时机。

2　新生儿疾病筛查可以发现哪些疾病？

新生儿疾病筛查可以发现苯丙酮尿症、先天性甲状腺功能减退症、葡萄糖－6－磷酸酶缺乏症(G-6-PD)、先天性肾上腺皮质增生症等。

3　什么是新生儿听力筛查？

新生儿听力筛查是通过耳声发射和／或自动听性脑干反应等电生理学检测，在新生儿出生后自然睡眠或安静的状态下进行的客观、快速和无创的检查，将可能有听力障碍的新生宝宝筛查出来，并进一步确诊和追踪观察。

4　新生宝宝为什么要做听力筛查？

在正常新生宝宝中，双侧先天性耳聋发生率为0.1%～0.3%，为常见的出生缺陷之一。听力障碍影响儿童语言、心理、智力和社会交往能力的发展，给家庭、社会带来沉重负担。大部分有听力障碍的宝宝外表看起来是正常的，只通过常规体检或父母观察，难以早期发现，而儿童语言快速发展的重要阶段主要在0～3岁，如果错过了宝宝语言发育的最佳时期再进行干预，效果不好，其言语－语言和认知发育水平仍会落后于同龄儿童。为尽可能早地发现有听力障碍的宝宝，使其在语言发育的关键年龄段之前就能得到适当的干预，尽可能地减低听力损伤对宝宝的不良影响，最有效的方法是实行新生儿听力筛查。国家十分重视新生儿听力筛查，规定对每一个宝宝进行新生儿听力筛查。

5　新生儿听力筛查的流程是什么？

所有刚出生的宝宝在出生48小时以后至出院前，都要接受初次听力筛查；未通过初筛者，在满月至42天内接受听力复查；如仍未通过者，在3月龄左右到具有资质的听力障碍诊治中心进行诊断性听力检查。新生儿重症监护病房（NICU）宝宝出院前进行自动听性脑干反应（AABR）筛查，未通过者直接转诊至听力障碍诊治机构。确诊为听力损失的宝宝，应在6月龄左右及时进行相应的医学干预。

6 新生儿第一次听力筛查未通过怎么办？

（1）宝宝"听力筛查未通过"不必惊慌。国内外数据表明初次（出院前进行）听力筛查未通过比例在10%左右，也就是说初次筛查未通过最后被诊断有听力问题的可能性仅为1%～3%，因此，90%以上的初筛未通过宝宝的听力其实都是在正常范围内的。

（2）由于听力筛查的仪器比较敏感，影响筛查结果的因素较多：①外耳道内存留有胎脂、羊水、分泌物；②中耳腔有积液；③宝宝不安静、身体动得多；④环境噪声大。因此听力筛查未通过并不意味着耳聋，我们要注意宝宝的听力反应，进行必要的声刺激。

（3）42天一定要做"听力复筛"。如果复筛通过了，这时一般认为宝宝听力属正常，暂时不需做进一步的检查。不过在宝宝的成长过程中，还是要关注宝宝对声音的反应，到该说话年龄和周围小孩是否差不多，如果相差较大，则要到医院去排除听力方面的问题。如果复筛仍然未通过，您还是不要过于惊慌，因为虽说复筛未通过，可最后被诊断有听力问题的可能性大概仅为十分之一。

（4）记住3月龄以前一定要做诊断性听力检查。即使是单耳"听力筛查未通过"也不例外，如果单耳被确诊有听力问题，后面就更应该关注宝宝的听力，因为此类宝宝发生迟发性听力问题的比例会增加。

（5）最后要强调的是，发现宝宝有听力问题不可怕，可怕的是没有行动。因为即使宝宝有听力问题，只要及早干预（6个月以内），现在的科学手段完全可以基本做到让宝宝正常开口说话。过去常说"十聋九哑"，现在我们一起努力完全做到"十聋九不哑"，让耳聋患者回到有声的世界。

7 新生宝宝做了耳聋基因筛查，还要做新生儿听力筛查吗？

新生儿听力筛查是早期发现新生儿耳聋，开展早期诊断和早期干预的有效措施，是减少耳聋对语言发育和其他神经精神发育的影响，促进儿童健康发展的有力保障。为此国家要求每一个新生宝宝必须进行新生儿听力筛查，在一些贫困地区实行免费新生儿听力筛查。

耳聋基因筛查是近几年开展的一项新生儿疾病筛查，这是因为约60%的耳聋是由遗传因素引起的，而在遗传性耳聋的致病基因中约80%是由常见的4个基因导致的，目前开展的耳聋基因筛查主要是针对这4个基因。通过基因筛查可发现遗传性耳聋患者，提前了遗传性耳聋的确诊时间，通过规避诱发因素减缓减轻耳聋的发生；可以发现药物敏感性耳聋基因携带者，通过用药警示预防耳聋；明确大批耳聋基因携带者，对携带者及家族成员进行婚配生育方面的指导。

新生儿听力筛查是明确新生儿的听力状况，让耳聋早发现、早诊断及早干预，而耳聋基因筛查是针对耳聋病因开展的筛查，为的是优生优育，两者并不矛盾，是相辅相成的。

8 为什么要做新生儿眼病筛查？

新生儿眼病筛查可以及早发现先天性白内障、结膜炎、泪囊炎等疾病。而且眼部的一些感染不及时发现和治疗，也可能造成永久性的视力障碍，所以家长要重视眼病筛查。

9 早产儿为什么要做眼底视网膜病变筛查？

在儿童眼病中，早产儿视网膜病变致盲率高，胎龄越小、出生体重越低，发病率越高。我国对胎龄小于 32 周及出生体重小于 2000 g、患有严重疾病或有明确较长时间吸氧史的早产宝宝，在出生后 4 ~ 6 周或矫正胎龄 31 ~ 32 周开始进行眼底病变筛查，可以及时发现并治疗，防止致盲。

第六节　远离疾病

新生儿各个脏器发育不成熟，抵抗力低。李女士担心宝宝出现发热、脐炎、红臀、鹅口疮、腹泻、湿疹、黄疸、肺炎等该怎么办？我们来告诉您如何预防和处理新生宝宝的常见病吧。

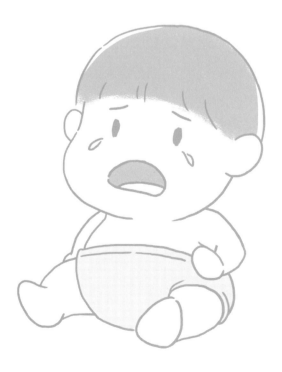

1 宝宝发热了怎么办？

宝宝出现发热是很多疾病的表现之一，新生宝宝发热更加需要引起重视，要及时看医生查找发热的原因。发热原因较多，如环境温度过高、包被过厚，以及感染、腹泻等疾病。需要观察是否有其他伴随症状：如果伴鼻塞、流涕，可能为感冒；伴腹泻可能为病毒性肠炎、痢疾等肠道感染性疾病；伴气促、咳嗽，可能为肺炎；伴不吃、精神差，可能为败血症等。家长可以先帮宝宝适当减少衣服散热，保持室内温度适宜，及时更换被汗液浸湿的衣服。

家庭可以采用的物理降温方法：

（1）使用退热贴。

（2）超过 39℃，配合药物降温，在宝宝前额、手心、大腿处放置冷毛巾，间断性更换。

（3）将冷水或冰水袋外包毛巾放置在宝宝颈部、枕部、大腿根部。

（4）新生儿可洗水温 36 ~ 37℃的温水浴。

如何预防：冬春季是各种传染病的高发季节，不要带宝宝出入公共场所及人多喧闹的地方。保持室内的空气流通，每天开窗 2 ~ 3 次，以确保室内空气新鲜，养成勤洗手的习惯。定期按时带宝宝去打预防针，如果宝宝平日体质弱，流感疫苗、肺炎疫苗等也要考虑给予接种。坚持母乳喂养，及时添加鱼肝油，多晒太阳，这对增强呼吸系统黏膜抵抗疾病的能力都大有好处。

2 宝宝发生脐部红肿、有分泌物是怎么回事？

宝宝脐部红肿、有分泌物提示脐部可能有感染了。轻的脐炎表现为脐轮与脐周皮肤红肿，或伴有少量脓性分泌物。重者脐部和脐周明显红肿发硬，分泌物呈脓性且量多，常有臭味，同时可合并腹壁蜂窝织炎、皮下坏疽、败血症等，病情较重。

3 宝宝发生脐炎如何治疗？

轻者可以在医生的指导下局部用 3% 过氧化氢溶液或者聚维酮碘清洗，每天2 ~ 3 次；当脓液较多、脐周有扩散或伴有全身症状者需要住院使用抗生素等治疗；如有脓肿形成，则需要行切开引流。

4 宝宝的屁屁发红是什么原因？

宝宝臀部皮肤发红、出现皮疹甚至糜烂俗称红臀，医学名称为尿布皮炎，皮疹位于接触尿布的部位，表现为臀部和外生殖器皮肤有红斑，可有渗出、水肿，表皮剥脱、微小溃疡及脓疱严重者可以继发细菌或霉菌感染。发生红臀的主要原因为宝宝大小便后尿片／尿裤更换不及时所致。

5 怎样预防及治疗宝宝红臀？

具体措施如下：

（1）为减少皮肤与大小便接触时间，应勤换尿片，通常建议每 2～3 小时换一次，或只要排便就换掉尿片，建议使用纸尿裤，布尿片并不比纸尿裤好，布尿片一旦尿湿，湿布紧贴皮肤，更容易出现尿布疹，此外，布尿片清洗时常常会用到有刺激性的洗涤剂，也会导致尿布皮炎出现。

（2）更换尿布时，要用清水清洁臀部，之后擦干臀部。现在很多家长选用湿纸巾擦拭臀部，要注意湿纸巾含消毒剂且不能干燥臀部，反而导致尿布皮炎出现。

（3）为避免粪便及尿液直接刺激皮肤，可在擦干水分后使用皮肤保护剂，如鞣酸软膏、护臀霜等，利用的是隔离的原理，注意涂护臀霜时不能涂太薄，要厚厚的涂一层才能有效隔离刺激物。

（4）对继发真菌感染的尿布皮炎，可使用抗真菌药膏，如曲安奈德益康唑乳膏（派瑞松），对于继发细菌感染的尿布皮炎，可使用莫匹罗星软膏、红霉素眼膏、金霉素眼膏等，使用以上药物后，仍应在其后涂上厚厚的一层护臀霜来隔离粪便及尿液，有利于尿布皮炎愈合。

（5）不要用爽身粉代替护臀霜使用，爽身粉一般含有滑石粉或者玉米淀粉两种成分之一，两种成分均容易结块，玉米淀粉使真菌更快繁殖，这两种情况均可导致尿布皮炎加重，滑石粉可能致癌，也不宜使用。

（6）如果治疗有效，一般 2～3 天皮疹开始好转。如果皮疹蔓延至腹、背部，或皮疹中出现水疱、溃疡及开始化脓，以及出现发热等情况应就诊，在医生指导下治疗。

6 宝宝口腔出现白膜怎么办？

宝宝口腔出现白色膜状物，首先要初步判断一下是否为病理情况，可使用棉签擦拭一下，容易拭去的为奶瓣，无需处理。不易拭去的是鹅口疮，又名雪口病，发病初期口腔出现白色点状或小块状物，可逐渐融合成片形成乳凝块状，不易拭去，若强行擦拭剥离时，见局部黏膜潮红、粗糙，可伴有溢血，此为口腔白色念珠菌感染导致。感染来源为使用污染的奶具、乳头不洁或经产道感染。

防治措施：

（1）涂抹药物：先用 2% 苏打水清洗口腔，再用棉签蘸制霉菌素鱼肝油混合液，或冰硼散涂患处，每天 3 ～ 5 次，一般轻症患儿涂 2 ～ 3 次即可痊愈。

（2）消毒用具：患病期间，宝宝所用食具应煮沸消毒后再使用。

（3）清洗双手及乳房：妈妈在喂奶前用温开水清洗乳头，保持乳房卫生；如为人工喂养，注意奶瓶奶嘴的消毒，照护宝宝喂奶前后要洗净双手。

（4）口腔清洁：喂奶后可以给宝宝喂少许温开水以清洁口腔，使霉菌不易生长和繁殖，但不要用棉签或纱布用力擦宝宝稚嫩的口腔黏膜。

7 宝宝腹泻了该怎么办？

宝宝出现大便次数增多、排稀水样大便为腹泻，病因为饮食不当、肠道感染、消化不良等，1 岁以下的宝宝尤其多见，是仅次于呼吸道感染的第 2 位常见病、多发病。轻型腹泻表现为大便次数增加至每天数次或十余次，呈黄色或黄绿色，稀薄或带水，有酸臭味，可有奶瓣或混有少量黏液，可伴有食欲不振或呕吐，偶有低热。中至重型腹泻表现为大便每天 10 次以上，量多，呈蛋花汤或水样，含有少量黏液，或者脓血样或血性大便，常常伴有呕吐，出现全身中毒症状，有发热、精神萎靡、烦躁不安、意识朦胧甚至昏迷，并出现脱水症状，眼窝及前囟凹陷、眼泪及尿量减少、皮肤干燥弹性差。

宝宝出现腹泻时注意观察大便的次数、颜色、气味、量、性状，保持臀部的清洁干燥，及时就医，留取大便做常规检验。家庭护理注意调整饮食，不要见到宝宝腹泻就马上禁食，在腹泻丢失大量水分的情况下，禁食会加重脱水，同时禁食会使宝宝处于饥饿状态，引起肠蠕动增加和肠黏膜消化液分泌过多，加重腹泻。大多数腹泻是饮食不当或病毒感染导致，所以不要滥用抗生素，母乳喂养的宝宝应该继续母乳喂养，可补充水分，帮助宝宝快速康复。

8 什么是湿疹？

湿疹是宝宝常见的皮肤病，表现为皮疹、瘙痒、脱屑的皮肤疾病，又称特应性皮炎。外观有明显的特征：皮疹常常出现于面部，左右对称、容易出水、结成黄色的痂皮，常常瘙痒严重、反复持续发作，宝宝因为皮肤过度敏感而容易出现皮肤刺激症状。诱发因素：外界因素如日光、湿热、化学品、肥皂、皮毛可诱发湿疹，进食鱼、鸡蛋、人工喂养等也可使湿疹加重。目前病因尚不十分清楚，常常发生过敏的宝宝，有家族聚集性，易患湿疹的宝宝多为过敏体质，是罹患湿疹的重要原因。

9 宝宝长湿疹了怎么办？

治疗湿疹需要从多方面着手，包括饮食及皮肤护理，轻症的湿疹：可外用保湿剂和润肤剂，能保持皮肤湿润、柔软，恢复皮肤弹性，可以减少瘙痒及手挠皮肤造成皮肤破损。症状较重者，可在医生指导下选择含皮质激素的软膏局部外用等治疗，一般通过正确的护理及治疗，宝宝的湿疹常常可以很快改善。

10 哪些情况可能加重宝宝的湿疹？

以下情况会加重宝宝的湿疹，应尽量避免：不要使用有刺激性的肥皂或清洁剂清洁皮肤；避免过热及出汗过多，不要待在过于干燥的环境中，环境温度相对恒定、避免温度大幅度变化；照护宝宝的人员不要使用有刺激性的香水；宝宝不要使用羊毛或合成纤维原料的衣物，应该穿纯棉制品衣物；避免宝宝焦虑及哭闹；坚持母乳喂养，不要过早添加辅食，年龄满 6 个月以后再开始添加辅食。

11 宝宝出现黄疸怎么办？

黄疸分为生理性黄疸和病理性黄疸，宝宝出现黄疸后需要定时进行监测来判断黄疸性质，生理性黄疸为出生后 2 ~ 3 天出现皮肤发黄，4 ~ 5 天最明显，足月儿一般 10 ~ 14 天消退，早产儿可延长到 2 ~ 4 周消退，生理性黄疸不需要特殊处理。以下情况为病理性黄疸：①出现早，出生后 24 小时内即出现黄疸。②程度重，呈金黄色或黄疸遍及全身，手心、足底亦有较明显的黄疸或血清胆红素大于 220.6 mmol/L（12.9 mg/dL）。③进展快，每天增高 > 85.5 mmol/L（5 mg/dL）。④持续时间长，足月儿超过 2 周、早产儿超过 4 周，或黄疸仍持续不退、黄疸退而复现，并进行性加重者。

导致病理性黄疸的病因较多，常见病因包括：新生儿溶血症（ABO 血型不合溶血症、Rh 血型不合溶血症）、新生儿败血症及其他感染（宫内 TORCH 感染）、头颅血肿、胎便延迟排出、新生儿肝炎综合征、先天性胆道闭锁、遗传代谢疾病（半乳糖血症）等，不论何种原因引起的黄疸，严重时均可引起核黄疸，其预后差，除可造成神经系统损害外，严重的可引起死亡，一旦怀疑应立即就医。

12 什么是蓝光治疗？

如果宝宝黄疸过深，需要使用波长为 425 ~ 475 nm 的蓝光照射治疗，原理是通过蓝色的光线使脂溶性胆红素转化为水溶性，随胆汁从大便和尿液中排出，从而迅速降低黄疸程度。光疗已开展多年，为无创、安全、有效的治疗方法，治疗中宝宝要戴好眼罩、穿好尿裤进行防护，其余皮肤要裸露在蓝光下照射。

13 新生儿肺炎有什么表现？

成年人肺炎常表现为发热、咳嗽、咳痰，而新生儿肺炎的表现不典型，常常表现为口吐白沫、口周发绀、吐奶、呛奶、呼吸浅促，不一定咳嗽和发热。家长可以在宝宝安静的状态下数 1 分钟呼吸，肚子鼓起来和凹下去为 1 次，如果安静状态下宝宝呼吸大于 60 次 / 分，需要及时看医生。

14 宝宝肚脐怎么突出来了？

肚脐突出来在医学上称为"脐疝"，是由于脐环关闭不全或薄弱，腹腔脏器由脐环处向外突出到皮下形成的。疝囊大小不一，直径多为 1 cm 左右，偶尔有超过 3 ~ 4 cm。通常哭闹时脐疝外突明显，安静时用手指压迫可回纳，不易发生嵌顿。出生一年后腹肌逐渐发达，多数可自然闭合。如果疝囊较大、4 岁以上仍未愈合者可手术修补。

15 为什么宝宝出生后和满月时要肌内注射维生素 K₁？

维生素 K 有"抗出血维生素"之称，参与凝血过程。由于维生素 K 很难通过胎盘传输给胎儿，所以新生儿一出生就处于维生素 K 缺乏的状态，有潜在出血的危险。维生素 K 缺乏症表现为皮肤瘀斑、脐残端渗血、胃肠道出血等，严重者可导致颅内出血。出生后和满月时补充维生素 K₁ 就是起预防作用，防止维生素 K 缺乏引起的出血。

16 宝宝便秘怎么办？

宝宝便秘时，可以给宝宝做做腹部抚触，从宝宝的右下腹至右上腹，再至左上腹，向左下腹移动，呈顺时针方向画半圆，双手交替。每天 2 次，每次 10 分钟。如果宝宝便秘伴有哭闹不止、肚子胀、发硬、肚皮发亮等，需要立即看医生。

第七章

爱护早到的天使

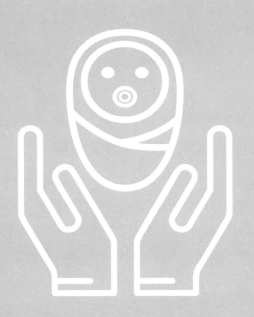

宝宝如果是早产儿，妈妈会纠结几个问题：没有保暖箱如何保暖？我的奶有营养吗？是否需要添加母乳强化剂？宝宝每天需要吃多少奶？出现哪些情况需要看医生呢？下面我们为您揭秘早产宝宝的生长发育特点，告诉您如何照顾早产宝宝。

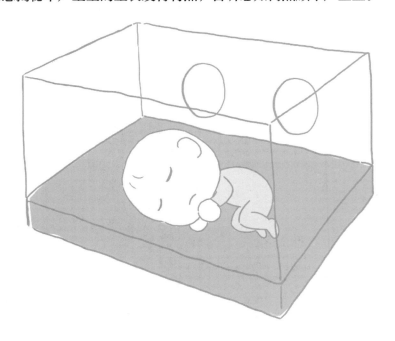

1　为什么早产宝宝的抵抗力比足月宝宝低？

早产儿作为一个未成熟的个体提前来到人世间，妈妈还没有来得及把足够量的抗体通过胎盘传给宝宝，宝宝自身的免疫器官也远未发育成熟，功能很差，所以更容易患感染性疾病，比如肺炎、脓毒血症等。另外早产宝宝的皮肤更薄嫩，非常容易发生皮肤破损、感染；内脏器官发育不成熟，尤其是消化道防御体系不足，容易引发肠炎。

2　早产宝宝适宜的温度是多少？

一般早产宝宝的出院标准是室温下能维持正常体温，所以宝宝接回家后最适宜的温度是 26 ~ 28℃。

3　夏季如何为早产宝宝保持适当的温度？

早产宝宝脑部的体温调节中枢发育不完善，皮肤汗腺也没有发育成熟，不能主动通过出汗的方式来降温，所以控制室温是关键，一般室温建议保持在 26 ~ 28℃，在这样的温度下宝宝穿透气的薄棉质长衣长裤即可，不需要戴帽子。如果宝宝外出，出现体温升高，应该及时喂水，扇风，在有条件的情况下可以通过洗温水澡来快速降温。夏季使用空调不要直接对着宝宝吹，要将出风口下调，空调温度锁定在 26 ～ 28℃。夏季宝宝睡眠时不要用被子紧紧包裹宝宝，只要将小被子轻盖在宝宝身上就好，以手脚略暖（不热），颈背部不出汗为宜。宝宝清醒时不要盖被子，这会妨碍宝宝四肢活动，影响运动发育。

4　冬季如何为早产宝宝保持适当的温度？

在寒冷的冬天，如果保暖措施不到位，早产宝宝非常容易出现低体温，引发寒冷损伤综合征，危及生命。那么我们该怎样做呢？

（1）首先你要尽力确保室温在 20℃ 以上，最好能保持在 25℃ 左右，可以使用空调、加热器、暖气等，但是一定要注意，在保持温度的同时别忘记每天让房间至少通风 2 次，每次不少于 20 分钟，在房间通风的时候宝宝一定要提前抱到其他温暖、干净的房间，房间通风结束后，要等室温恢复到原来的水平后，再把宝宝抱回来。

（2）南方大部分家庭没有统一接入暖气，需要使用空调或者电热汀来调节室温，这样会使房间的空气异常干燥，所以最好使用空气加湿器，让房间湿度保持在 50% 左右，如果宝宝患有慢性肺疾病，或者家族中有过敏史的患者，房间的湿度可以适当调低，40% ～ 45% 就好。

（3）宝宝在室外活动时出现低体温，最好立即赶回室内，同时可以尝试喂奶，给宝宝提供更多的产热能源。

（4）合适的衣着，如果室温在 20℃，建议给宝宝穿 3 层衣服就好，第一层，为棉质的内衣（切记不能用保暖内衣，保暖内衣会让宝宝的皮肤更容易长皮疹和发炎）。第二层，为棉质纱线衣裤。第三层，为棉质夹衣夹裤。由于每个宝宝的体质不同，衣着可以适当加减，只要宝宝的体温能维持在 36 ～ 37℃，背心、手脚心不出汗就好。

很多家长认为只要给宝宝穿多一点，包多一点，不需要把空调调到那么高的温度，其实不然。首先室温高了，呼吸进肺里的空气就不会太凉，这就好像我们冬天在户外跑步，寒冷的空气会令我们鼻咽部极度不适。其次，温暖的环境，可以减少宝宝的衣着，使宝宝活动更加自由，要知道良好的运动对宝宝的健康发育至关重要！

5　宝宝憋气怎么办？

一般早产宝宝出院后出现较严重的问题是憋气，医学上称为呼吸暂停，不过让我们稍稍安心的是这种情况发生的非常少，但是一旦出现我们必须争分夺秒，因为只要呼吸停止超过 20 秒，就会紧接着发生心率下降，甚至心跳停止，引起宝宝死亡。如果出现呼吸暂停应该立即给宝宝托背或者快速有力地弹宝宝足底，刺激宝宝啼哭，恢复呼吸。

如果在家里处理后缓解可继续观察，如果呼吸暂停频繁发生，需要回到医院继续治疗。

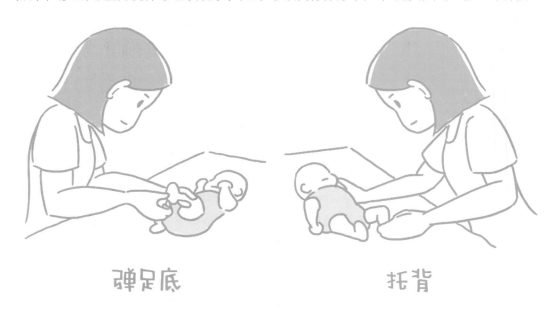

碰足底　　　　　　　　托背

另外，在喂养宝宝时可能出现呛奶，胃食管反流引起呕奶，这时应该立即让宝宝侧卧位，拍背，快速清除口腔里的奶汁或分泌物，以免引起窒息。

6 早产宝宝出现哪些情况需要去医院？

早产宝宝平时应该观察的内容有：精神状况、体温、吃奶情况、大小便、体重增长、呼吸、黄疸、视听能力、肢体活动等。如果发现宝宝出现以下任意一种情况就需要及时就诊：精神差、睡醒后不活跃、哭吵不安、奶量明显减少或拒食、呕奶次数增多、呕吐物为咖啡色或者血色、呻吟、发热或者低体温、呼吸急促、咳嗽、嘴里不断吐白沫出来、腹胀明显、大便带血或者大便稀、次数增多或大便有异味、皮肤黄疸加深或者满月后仍有黄疸、四肢抽搐或者僵硬等。

7 如何为早产宝宝选择合适的乳类？

如何给宝宝选择最合适的奶，是每一个家庭最关心的事了，这可是决定宝宝今后的营养、体格发育、免疫力高低、智力乃至视力发育好坏的关键。其实最适合早产宝宝的奶，就是母乳！其营养价值和生物学功能更适合早产儿的需求。这主要有两大方面的收益：

近期益处：早产儿妈妈的乳汁中的营养成分非常适合自己的宝宝，并且易于吸收；此外母乳中的某些成分可以促进婴儿肠道的成熟，能为早产儿提供最理想的免疫力，母乳还含有很多长链多不饱和脂肪酸，这对促进宝宝神经系统和视网膜的发育有积极的意义。

远期益处：可以促进宝宝的神经运动发育和减少代谢综合征（肥胖、高血压、高血糖、高血脂）的风险。

这些益处是任何配方奶所不能替代的。对于某些体重轻，或者体重增长不达标的宝宝，医生也会根据情况给予是否需要母乳部分强化的指导。

当然不是所有的妈妈都是那么幸运，可以有足够的乳汁喂养自己的宝宝，当母乳不足或者妈妈由于身体原因不适合哺乳时，可以补充婴儿配方奶。婴儿配方奶也分为两大类：早产儿出院后配方奶和普通配方奶，这又要如何选择呢？其实每个宝宝在出院前，宝宝的主治医生都会根据宝宝的喂养和生长评估，结合宝宝的出生体重、胎龄及并发症，给予出院后喂养的初步建议，指导母乳喂养，告知出院后短期内喂养方案及注意事项。我们只要按照医生的建议喂养就好啦！特别提醒一定要按时到医院进行随访，这样医生才能够根据宝宝的具体情况给予适时的营养指导。

不论是何种乳类喂养，都要密切注意宝宝是否有呕吐、腹泻、便秘、腹胀等消化不良的症状，及时请专业医生指导。

8 什么是母乳强化剂？为什么要添加？

母乳强化剂又称为母乳营养补充剂，即增加母乳能量密度及营养素含量。母乳强化剂的主要成分为蛋白质、矿物质及维生素，并额外提供生长所需要的热量。早产儿出生时营养储备不够，对能量及营养素需求量大，同时早产儿消化吸收功能不足。因此在母乳喂养的同时，需要给出生体重较小的早产儿进行母乳强化。母乳强化剂适用于出生体重小于 2000 g 的母乳喂养早产儿。

9 如何添加母乳强化剂？

（1）每次喂奶时均先将母乳全部挤出，按调配要求加强化剂，部分强化母乳。

（2）允许部分抱授，部分挤出添加母乳强化剂。

使用母乳强化剂，需要现配现用，注意观察宝宝喂养是否耐受，如有无呕吐、腹胀、腹泻等，并且持续营养监测至出生后 1 年。

10 什么时候可以停止添加母乳强化剂？

早产儿强化喂养的时间为早产宝宝出院后至少至矫正月龄 3 个月，即预产期后 3 个月。有条件时可至矫正年龄 1 岁。值得注意的是，早产宝宝出院后强化营养的时间不能以某一个体重或时间的标准而定，要根据早产宝宝矫正年龄、体格生长各项指标在同月龄的百分位数，最好达到生长曲线图的 25 ～ 50 百分位，而且要看个体增长速率是否满意。一般矫正月龄 6 个月以内，体重增长水平在同月龄标准的第 25 百分位以上，身长增长紧随其后，可转换为足月配方奶。

11 早产宝宝每天的奶量需要多少？

要说清楚这个问题，我们不妨分几步来做：

第一步，先大概确认宝宝全天的总奶量，一般有一个较为实用的估算公式：全天奶量（mL）= 体重（kg）×（150 ～ 180）

第二步，确认宝宝每天的喂养次数，一般体重不足 2 kg 的宝宝，每 2 小时喂一次奶，即每天喂 12 次奶；2 kg 以上的宝宝 3 小时喂一次奶，每天喂 8 次奶。

第三步，确定每次喂奶量，即：全天总奶量 ÷ 喂养次数。

当然，通过这种方法计算出来的奶量只是一个初步估计，宝宝到底需要多少奶量，需要观察宝宝体重的增长情况，有无腹胀、呕吐、腹泻等消化不良情况，如果宝宝没有消化不良情况，但是体重增长不理想，那就每天适当增加奶量 20 mL 左右，再观察。"稳"是第一位！如果宝宝出现消化不良的情况，那么下一顿奶需要减少一半奶量，再观察。如果按照计算的奶量，宝宝没有消化不良，但是体重增长太快，超过了我们生长曲线规定的增长范围，那宝宝的奶量就只能维持不变，不再随着体重增长而增加了，必要时可以请专科医生指导。值得注意的是，只有个体化定量，控制宝宝体重增长在一个合理范围，这才是判断喂养是否合理的重点。

12 如何给早产宝宝补充维生素 D 和钙、铁？

补充维生素 D：建议每天 800 ～ 1000 IU，3 个月后改为每天 400 IU，直至 2 岁。

钙剂：如果早产宝宝出院后使用出院后配方奶或强化母乳喂养，无需额外补充钙剂。

铁剂：出院后 1 年内补充铁剂，推荐补铁量为每天 2 mg/kg。

重要提醒：上述补充量包括配方奶及母乳强化剂中的含量。酌情补充钙、磷、维生素 A 等营养素。

第八章

让宝宝更聪明

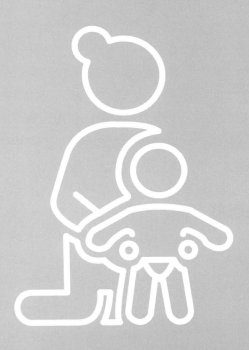

第一节 抚摸更健康

李女士听说抚触有很多好处，可以促进宝宝的发育，但不知道是否每个宝宝都可以做？每天做几次？每次做多长时间？抚触和成人按摩有什么区别？下面来揭晓答案。

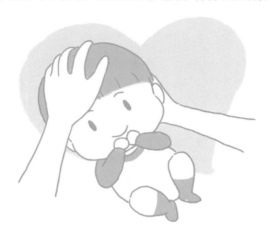

1 什么是婴儿抚触？

婴儿抚触，是通过抚触者双手对婴儿皮肤各部位进行有次序、有手法技巧的抚摸。抚触可对婴儿皮肤产生温和刺激，并传入中枢神经系统，产生一系列生理反应，有利于婴儿生长发育和心理健康。

2 给宝宝抚触有哪些好处？

（1）促进宝宝血液循环及皮肤新陈代谢。

（2）改善宝宝睡眠。

（3）促进宝宝对食物的消化、吸收，促进生长发育。

（4）促进新生宝宝生理性黄疸的减退。

（5）提高宝宝抗病能力。

（6）促进宝宝神经系统的发育，提高宝宝应激能力。

（7）促进亲子交流，舒缓妈妈压力，有利于宝宝情商的发育。

（8）妈妈给宝宝做抚触，可以促进乳汁的分泌，促进妈妈子宫恢复。

3 哪些情况不宜给宝宝抚触？

一般正常足月宝宝和早产宝宝、疾病康复期可进行抚触。但以下情况不宜抚触：

（1）疾病急性期的宝宝。

（2）极度虚弱的宝宝。

（3）出血性疾病及正在出血和内出血的部位不宜抚触。

（4）烧伤、烫伤和皮肤破损的部位不宜抚触。

（5）各种皮肤病患处不宜抚触。

4　每天给宝宝做几次抚触合适？

根据宝宝状态和环境等情况决定抚触次数和时间。一般每天可以抚触 2 次左右，每次抚触时间一般为 10 ~ 15 分钟。

5　给宝宝抚触前要做哪些准备？

（1）环境：关闭门窗，室内环境安静、整洁、舒适，光线柔和，室温调至 28℃ 左右，播放柔和的轻音乐。

（2）抚触者：取下手表、首饰，修剪指甲，清洁并温暖双手。

（3）宝宝：清醒、安静，不疲倦、不饥饿或太饱、不烦躁时，取舒适的平仰卧位，清洁会阴部并换好尿片。

（4）用物：准备宝宝衣服、一次性尿裤或棉纱尿布、灭菌棉签、大浴巾、小毛巾、湿纸巾、婴儿润肤油等。

6　如何给宝宝做抚触？

给宝宝抚触的基本步骤如下，每个动作可重复 4 ~ 8 次。

（1）头面部：

①额部：抚触者用双手拇指指腹（手指掌面前段）从宝宝前额中央，沿眉毛上缘向外滑向两侧发际。

②面部：抚触者双手拇指指腹分别自宝宝下颌处向外上滑动，让上下唇形成微笑状。

③头部：抚触者用手从宝宝前发际抚向脑后，经过后发际，最后中指回到宝宝的耳后；可以两侧同时进行，如同洗头；也可以先做一侧，再做另一侧。

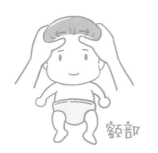额部 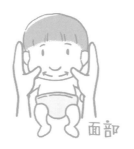面部 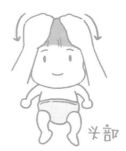头部

（2）胸部：抚触者双手分别放在宝宝胸部的两侧外下方，用指腹从宝宝两侧肋缘向对侧上方交叉推进至肩部，双手交替，像在宝宝的胸部画个大的交叉形。

（3）腹部：

①抚触者两手指腹依次从宝宝的右下腹至右上腹，再至左上腹，向左下腹移动，呈顺时针方向画半圆，双手交替。

②抚触者右手在宝宝左腹由上向下画一个英文字母"I"，从宝宝右上腹至左上腹，到左下腹，画一个倒的"L"（LOVE），从宝宝的右下腹至右上腹，至左上腹，向左下腹画一个倒的"U"（YOU），做这个动作时，用关爱的语言对宝宝说"我爱你"（I LOVE YOU），宝宝会很喜欢。此两种方法可取其一。

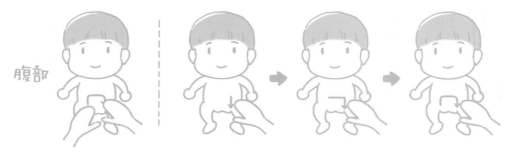

（4）四肢：抚触者一手握住宝宝的一侧手，另一手从宝宝该侧上臂至手腕轻轻挤捏滑行，两手交替，像挤牛奶一样，然后从上到下搓滚。对侧和双下肢方法相同。

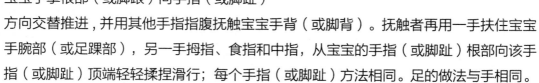

（5）手和足：抚触者用双手拇指指腹从宝宝手掌根部（或脚跟）向手指（或脚趾）方向交替推进，并用其他手指指腹抚触宝宝手背（或脚背）。抚触者再用一手扶住宝宝手腕部（或足踝部），另一手拇指、食指和中指，从宝宝的手指（或脚趾）根部向该手指（或脚趾）顶端轻轻揉捏滑行；每个手指（或脚趾）方法相同。足的做法与手相同。

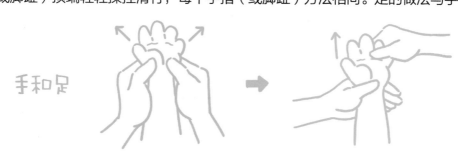

（6）背部：抚触者以宝宝脊椎为中分线，双手平行放在宝宝脊椎两侧，往相反方向平行移动双手至两侧，从背部上端开始，逐步向下渐至臀部。双手手指并拢，环形抚触宝宝臀部。抚触者双手交替由宝宝头顶沿脊椎抚摸至臀部。

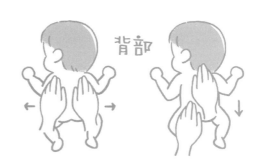

7　给宝宝抚触时，需要注意哪些事项？

（1）抚触者应熟练掌握和使用抚触手法，抚触时做到细致、灵活；一般按照从上而下、自前而后的顺序，即先头面、胸腹，后上肢、下肢，最后背腰、臀部，也可根据宝宝具体情况灵活调整抚触顺序。

（2）抚触时注意宝宝的保暖，只需露出给宝宝进行抚触的部位，其他部位尽量遮盖。

（3）一般在宝宝沐浴后，两次哺乳之间进行抚触。

（4）要让宝宝处于舒适的位置，躺的地方用柔软的被褥之类垫好，不要强迫宝宝保持固定姿势。

（5）抚触前检查宝宝的全身情况，每抚触一个部位前，抚触者都需取适量婴儿润肤油或婴儿润肤乳液涂在手心和指腹，搓揉双手至温暖后，再进行抚触，轻重适宜，用力均匀。

（6）抚触过程中要注意与宝宝进行语言、目光和情感的交流。

（7）抚触额部时不要让润肤油接触宝宝的眼睛，抚触头部时避免按压囟门，抚触胸部时避开乳腺，抚触腹部时避开脐部。

（8）给宝宝翻身时，抚触者注意用双手及前臂保护宝宝，缓慢将宝宝转动改变卧位，宝宝俯卧时帮助其头偏向一侧。

（9）抚触过程中要注意观察宝宝的反应，如有哭闹、兴奋性增加、肤色出现变化或呕吐等情况，应停止抚触，观察并呵护宝宝至平稳。必要时就医。

第二节　袋鼠妈妈有个袋袋

据说袋鼠生下来只有一粒花生米那么大，是在妈妈的袋袋里长大的。袋鼠式护理有很多好处，李女士在住院期间听说过袋鼠式护理，但医院只用于给早产宝宝做。自己的宝宝是足月儿，能做袋鼠式护理吗？让我们来揭晓答案。

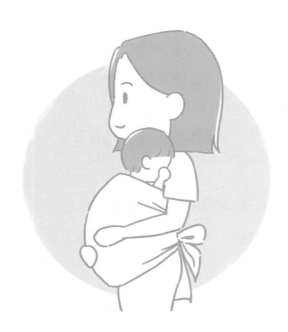

1 什么是袋鼠式护理？

袋鼠式护理是一种针对早产宝宝的新的照顾模式，让妈妈（或其他亲属）将宝宝拥抱在胸前，通过皮肤与皮肤的接触，让宝宝感受到妈妈的心跳及呼吸声，仿照类似子宫的环境，让早产宝宝可以在父母（或其他亲属）的拥抱及关爱中成长。研究证明，袋鼠式护理也适用于足月宝宝。

2 给宝宝做袋鼠式护理有什么好处？

袋鼠式护理有助于维持宝宝体温、降低感染的发生。促进睡眠，促进生长发育，提高母乳喂养的成功率，促进亲子关系的形成。

3 如何给宝宝做袋鼠式护理？

（1）准备：

①环境：安全、温暖（室温 25 ~ 28℃）、隐私、无噪声。

②物品：柔软舒适的床、沙发或靠椅，室内播放轻柔音乐，软靠枕、婴儿被、毛毯、搁脚小凳等。

③先上厕所、洗手、身体清洁（无皮肤疾病），不要喷香水，保持轻松愉快的心情，穿着前开式宽松棉质上衣并移除项链、手链。妈妈需脱下胸罩，若有乳汁溢出情形时可准备小毛巾擦拭，父亲若胸毛偏长可先稍加修剪。

（2）实施：

①抱宝宝前先洗手。

②妈妈或爸爸穿上可从正面解开的衣物，宝宝穿好尿裤，其他部分裸露。

③抱住宝宝，一只手托着宝宝的头颈、背部，另一只手托着宝宝的臀部，将宝宝竖直放在两侧乳房中间，让其胸部贴着妈妈或爸爸的胸部，腿部和手臂自然弯曲。确保宝宝的头部微微伸展并转向一侧，双臂自然弯曲。用毛巾盖住宝宝的身体，戴好帽子。

④在袋鼠式护理过程中，妈妈或爸爸可以与宝宝轻声说话、唱歌或读书，也可以抚摸、亲吻宝宝。

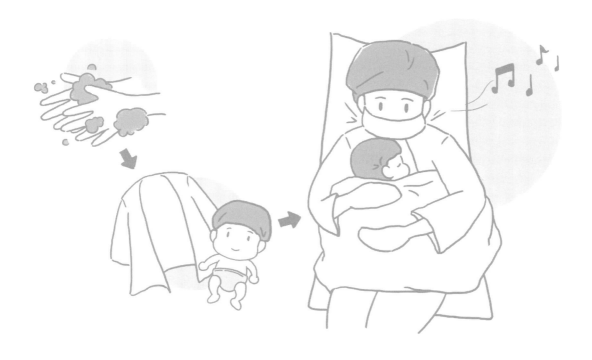

4 给宝宝做袋鼠式护理要注意什么？

如果妈妈或爸爸有发热、咳嗽、感冒，不宜做袋鼠式护理。不建议在父母睡眠时进行袋鼠式护理。不建议平躺时进行袋鼠式护理。父母在进行袋鼠式护理时，避免进食热饮或较烫的食物以防烫伤宝宝。环抱宝宝要防滑落及坠床，袋鼠式护理期间严密观察宝宝的面色和呼吸。做袋鼠式护理的时间一般每次1~2小时。

第三节　让宝宝动起来

李女士的宝宝满月了，除了做抚触外，还可以做哪些运动呢？婴儿操可以促进宝宝

大运动的发育，改善血液循环，不同的年龄阶段有不同的动作哦。

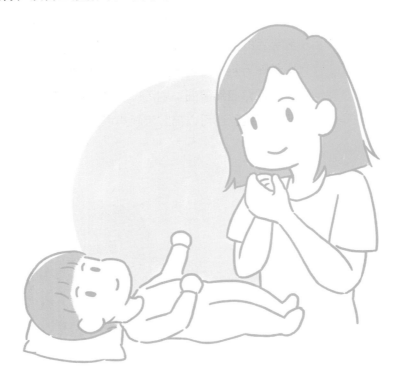

1 什么是婴儿操？如何做？

婴儿操是在成人的适当扶持下，加入宝宝的部分主动动作完成的。按照宝宝大运动发育规律编排，即随着年龄的增长，动作发育逐渐成熟，动作难度逐渐增加，共编排了一至十节，其中第一至第七节是共同的，即 1 ~ 3 月龄婴儿操，而 4 ~ 6 月龄、7 ~ 9 月龄、10 ~ 12 月龄，根据各年龄段的动作行为，分别编排了动作要求，前一阶段是后一阶段的基础，后一阶段是前一阶段的继续。

（1）1 ~ 3 月龄婴儿操：

第一节：准备活动，按摩全身

[预备姿势] 宝宝仰卧位，全身自然放松。

[动作]

"一、二、三、四"拍，握住宝宝双手腕，从手腕向上挤捏 4 下至肩；

"五、六、七、八"拍，握住宝宝双足踝，从足踝向上挤捏 4 下，至大腿根部；

"二、二、三、四"拍，自胸部至腹部进行按摩，手法呈环形；

"五、六、七、八"拍，动作同"二、二、三、四"拍。

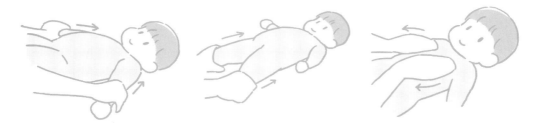

第二节：伸屈肘关节及两臂上举运动

[预备姿势] 两手握住宝宝双手腕部。

[动作]

"一"拍两臂侧平举，"二"拍将两肘关节弯曲，双手置于胸前，

"三"拍将两臂上举伸直，"四"拍还原。

"五、六、七、八"拍动作同"一、二、三、四"拍。

第二个八拍动作同第一个八拍。

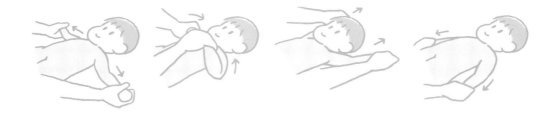

第三节：两臂胸前交叉及肩关节运动

[预备姿势] 两手握住宝宝双手腕部。

[动作]

"一、二"拍两臂侧平举，"三、四"拍两臂胸前交叉，

"五、六"拍将右臂弯曲贴近身体，由内向上、向外，再回到身体右侧做回旋动作；

"七、八"拍将左臂弯曲贴近身体，由内向上、向外，再回到身体左侧做回旋动作。

第二个八拍动作同第一个八拍。

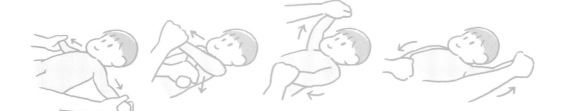

第四节：伸屈踝关节运动

[预备姿势] 第一个八拍，左手握住宝宝左踝部，右手握住左足前掌。第二个八拍左手握住宝宝右踝部，右手握住右足前掌。

[动作]

"一、二、三、四"拍以左足踝关节为轴，向外旋转 4 次；

"五、六、七、八"拍以左足踝关节为轴，向内旋转 4 次；

"二、二、三、四"拍以右足踝关节为轴，向外旋转 4 次；

"五、六、七、八"拍以右足踝关节为轴，向内旋转 4 次。

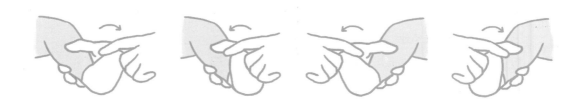

第五节：两腿轮流伸屈及回旋运动

[预备姿势] 双手握住宝宝踝关节上部。

[动作]

"一、二"拍伸屈宝宝左腿膝、髋关节；

"三、四"拍伸屈宝宝右腿膝、髋关节。

"五、六"拍将宝宝左膝关节弯曲，左大腿靠近体侧，由内向外做回旋动作；

"七、八"拍将宝宝右膝关节弯曲，右大腿靠近体侧，由内向外做回旋动作。

第二个八拍动作同第一个八拍。

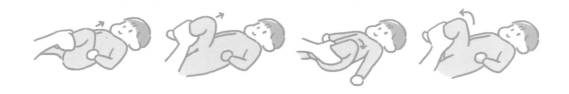

第六节：屈体运动

[预备姿势] 将宝宝两下肢伸直平放，握住宝宝两膝关节处。

［动作］

"一、二"拍将两腿上举与身体成直角，"三、四"拍还原。

"五、六、七、八"拍动作同"一、二、三、四"拍。

第二个八拍动作同第一个八拍。

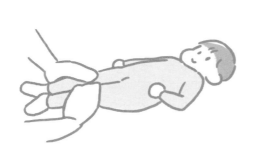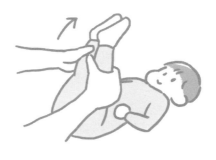

第七节：抬头运动

［预备姿势］宝宝俯卧于床上。

［动作］

"一、二"拍两手位于宝宝胸下，"三、四、五、六"拍两手托起宝宝，帮助宝宝头逐渐抬起。"七、八"拍还原。

第二个八拍动作同第一个八拍。

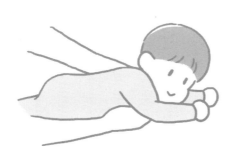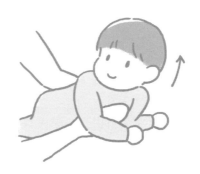

第八节：翻身运动

［预备姿势］宝宝仰卧位。

［动作］

"一、二、三、四"拍握宝宝左上臂轻轻翻向右侧，"五、六、七、八"拍还原。

"二、二、三、四"拍握宝宝右上臂轻轻翻向左侧，"五、六、七、八"拍还原。

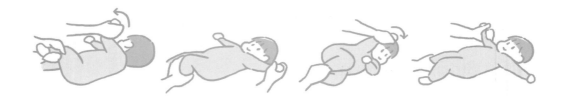

第九节：整理活动，按摩全身

[预备姿势] 宝宝仰卧位，全身自然放松。

[动作]

"一、二、三、四"拍握住宝宝双手腕，从手腕向上挤捏 4 下至肩；

"五、六、七、八"拍握住宝宝双足踝，从足踝向上挤捏 4 下，至大腿根部；

"二、二、三、四"拍自胸部至腹部进行按摩，手法呈环形；

"五、六、七、八"拍动作同"二、二、三、四"拍。

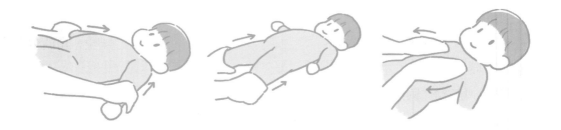

（2）4 ~ 6 月龄婴儿操：第一节至第七节的预备姿势和动作均同 1 ~ 3 月龄婴儿操。

第八节：坐的运动

[预备姿势] 宝宝仰卧位，成人两手紧握宝宝两手腕，让宝宝双手紧握成人的拇指。

[动作]

"一、二、三、四"拍握宝宝手腕轻轻拉起成坐位。

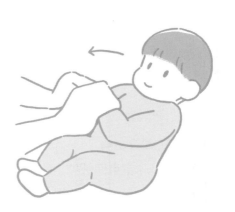

"五、六、七、八"拍还原。

第二个八拍动作同第一个八拍。

第九节：整理活动，按摩全身

同 1 ~ 3 月龄婴儿操第九节。

（3）7～9月龄婴儿操：第一节至第六节的预备姿势和动作均同1～3月龄婴儿操。

第七节：爬的运动

[预备姿势]让宝宝俯卧，两臂向前伸，两腿弯曲，准备爬行，在宝宝的头前方约60 cm处放一个宝宝喜欢的玩具。

[动作]诱导宝宝向前爬行拿玩具，成人按节奏用双手轻推宝宝双脚，辅助爬行。

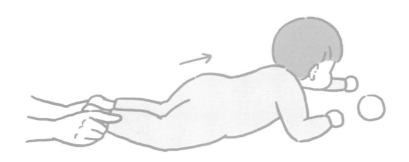

第八节：跳跃运动

[预备姿势]宝宝面对成人而立，成人两手扶宝宝两腋下。

[动作]有节奏的"嘿嘿"，将宝宝轻轻举起跳动，反复多次。

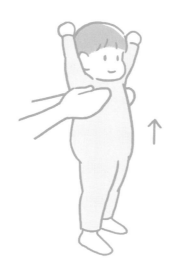

第九节：整理活动，按摩全身

同1～3月龄婴儿操第九节。

（4）10～12月龄婴儿操：第一节至第六节预备姿势和动作均同1～3月龄婴儿操。

第七节：独站和走的运动

［预备姿势］仰卧位时让宝宝两手握住成人拇指，成人两手握住宝宝手腕。

［动作］

"一、二、三、四"拍把宝宝拉成坐位。

"五、六、七、八"拍把宝宝拉成站位。

第二个八拍动作同第一个八拍。

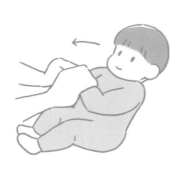
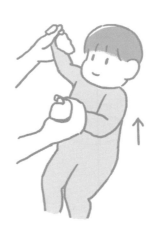

第八节：拾取运动

［预备姿势］让宝宝背靠成人站立，成人左手抱宝宝两膝，右手抱宝宝腰腹部，在宝宝脚前30 cm左右放一个玩具。

［动作］

"一、二"拍宝宝俯身准备去拾取玩具，"三、四、五、六"拍宝宝俯身拾取玩具，"七、八"拍起立还原。

第二个八拍动作同第一个八拍。

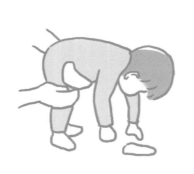
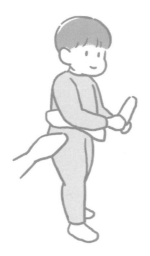

第九节：蹲的运动

[预备姿势] 让宝宝背对成人，成人左手托宝宝臀部，右手抱宝宝腰腹部。

[动作]

"一、二"拍蹲下，"三、四"拍还原。

"五、六、七、八"拍动作同"一、二、三、四"拍。

第二个八拍动作同第一个八拍。

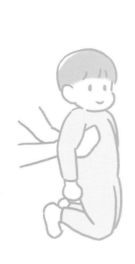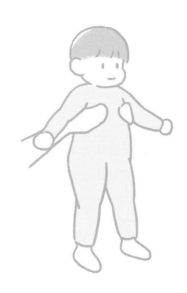

第十节：整理活动，按摩全身

同 1～3 月龄婴儿操第九节。

2 什么时候可以开始给宝宝做婴儿操？每天做几次？

宝宝满月后就可以开始做婴儿操了，每天 1～2 次为宜。

3 给宝宝做婴儿操有什么好处？

给宝宝做婴儿操不仅让宝宝骨骼和肌肉得到锻炼，促进宝宝动作的灵活、协调发展，而且加强了宝宝的循环和呼吸系统功能，增加了食欲和机体抵抗力。边做操边与宝宝说话、唱儿歌或播放音乐，增进了父母与宝宝的交流，使宝宝感到放松和愉快，同时促进了宝宝语言和认知的发育。

4 给宝宝做婴儿操应注意什么？

（1）时间和频率：喂奶后 1 小时或喂奶前半小时进行，每次从 5 分钟开始，逐渐延长到 15～20 分钟，每天 1～2 次。

（2）室内空气要新鲜，室温在18～22℃。可播放轻柔而有节奏的音乐，营造愉快的氛围。

（3）做操最好选在稍硬的平面上，如将褥子或毯子铺在硬板床或桌子上。

（4）动作要轻柔，使宝宝感到舒适、轻松、愉快。当宝宝表现烦躁时应暂停做操，待宝宝安静后再做。生病时应暂停做操。

（5）婴儿操是按照婴儿大运动发育规律进行编排的，不要勉强给宝宝做操。如果宝宝很难配合做操，应找医生咨询。

（6）要保护好宝宝的头颈部，避免剧烈摇晃。

第四节　小游戏大智慧

为了不让宝宝输在起跑线上，很多新手爸妈想方设法要给宝宝进行早教，其实我们只需要与宝宝做一些互动就能促进宝宝的神经心理行为发育。

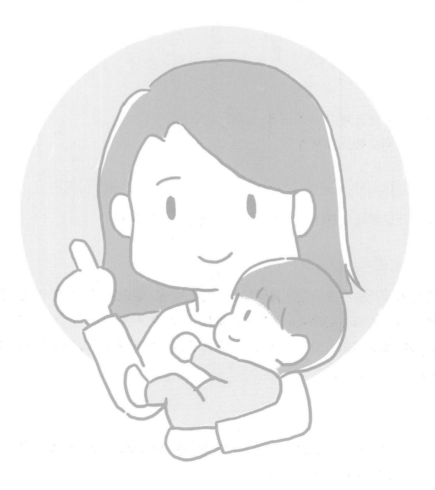

1 如何给宝宝进行视觉训练？

在宝宝安静觉醒的时候，用颜色鲜艳的玩具如红球或黑白图卡，在距离宝宝眼睛约20 cm 处，从中线开始吸引其注视。在宝宝开始注视后，慢慢向两侧移动各达 90°。满月到 3 月龄的宝宝可以从上下、左右不同方向或从近到稍远吸引宝宝追视。

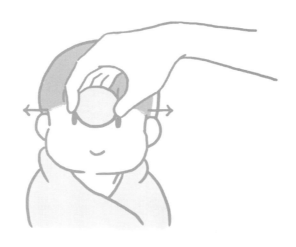

2 如何给宝宝进行听觉训练？

用能发出响声的玩具，如铃铛在不同方向吸引宝宝听并寻找，不要求宝宝能准确定向。

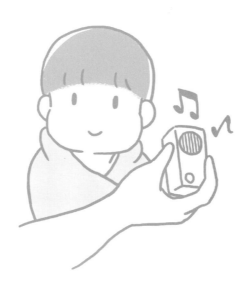

3 **如何给宝宝进行视听联合训练？**

家长在宝宝面前约 20 cm 处，微笑着呼唤宝宝，与宝宝说话，并移动位置，引导宝宝注视和倾听，将视听刺激情感交流结合起来。

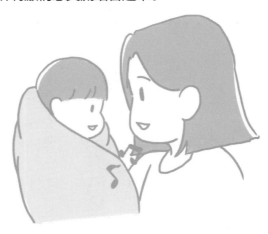

4 **如何给宝宝进行语言训练？**

家长用不同的声音和语调与宝宝说话，让宝宝感受语言，并诱导其发音。在日常照护中如给宝宝沐浴、抚触、更换尿裤、喂奶时都可与宝宝说话。

5 **如何给宝宝练习俯卧抬头？**

在吃奶前 1 小时，空腹、觉醒的状态下进行。床面要平坦、舒适，不要太软，以免压住口鼻。在宝宝胸下经双侧腋下垫一个小枕头，双上肢放于枕前，高度为双屈曲时双手能触及床面，促使宝宝抬头。每次训练 3 ～ 5 分钟，每天训练 2 ～ 3 次。

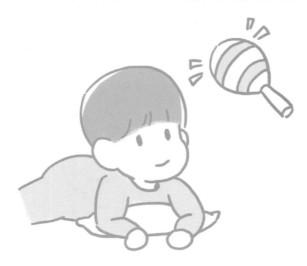

第九章

让宝宝更健康

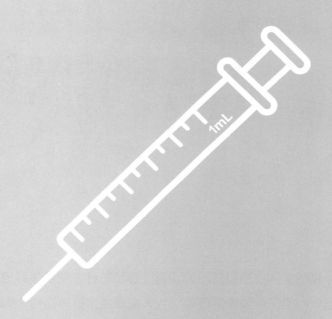

第一节 预防疾病从出生开始

为了增强宝宝抵御传染病的能力，需要给宝宝打预防针。李女士不知道免疫规划疫苗和非免疫规划疫苗的区别，纠结自费的非免疫规划疫苗要不要打？ 去哪里打疫苗？宝宝生病了什么时候可以补打疫苗……让我们来告诉你宝宝预防接种的相关知识吧。

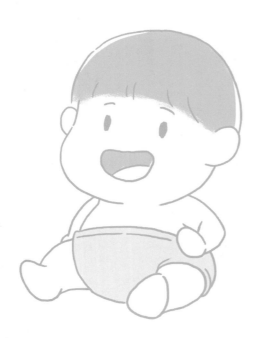

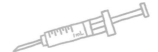

免疫规划疫苗？
非免疫规划疫苗？

1 什么是预防接种？

简单而言，预防接种就是打预防针。通过打预防针，使机体对相应的传染病产生抗体，从而减少机体感染该传染病的概率。大大提高宝宝抵御该传染病的能力。

2 什么是计划免疫？

计划免疫是指有计划地进行预防接种。比如说什么样的人群，接种什么疫苗，采取何种方式接种，接种几次，什么年龄接种，什么时候加强等。这些都是根据研究成果而制定的。最终的目的是为了更有效地发挥疫苗的作用，使其达到并维持较高免疫水平，有效地控制针对疾病的流行。

3 宝宝出生后 24 小时内需要接种哪些疫苗？

正常新生儿出生后 24 小时内，需要接种乙肝疫苗和卡介苗，预防乙型病毒性肝炎和结核性疾病。

4 什么是免疫规划疫苗和非免疫规划疫苗？

免疫规划疫苗，是指居民应当按照政府规定接种的疫苗，包括国家免疫规划确定的疫苗，省、自治区、直辖市人民政府在执行国家免疫规划时增加的疫苗，以及县级以上人民政府或者其卫生健康主管部门组织的应急接种或者群体性预防接种所使用的疫苗。

非免疫规划疫苗，是指由居民自愿接种的其他疫苗。

5 宝宝需要接种的免疫规划疫苗有哪些？

宝宝需要接种的免疫规划疫苗包括：卡介苗、乙肝疫苗、脊髓灰质炎灭活疫苗、脊髓灰质炎减毒活疫苗、百白破疫苗、A 群流脑多糖疫苗、AC 群流脑多糖疫苗、麻风疫苗、麻腮风疫苗、乙脑减毒活疫苗、甲肝减毒活疫苗、白破疫苗。

6 宝宝需要接种的非免疫规划疫苗有哪些？

宝宝需要接种的非免疫规划疫苗有：13 价肺炎疫苗、轮状疫苗、五联疫苗、四联疫苗、AC 群多糖结合疫苗、乙脑灭活疫苗、B 型流感嗜血杆菌疫苗、腮腺炎疫苗、流感疫苗、甲肝灭活疫苗等。

7 宝宝可以去哪里接种疫苗？

（1）宝宝出生后，可以在其居住点所在的社区街道卫生服务中心或是户口所在的社区街道卫生服务中心接种疫苗。

（2）若是宝宝出生后因为特殊原因，未能在产科接种卡介苗的，需要在身体条件适宜时回出生医院给予补种卡介苗。

（3）若是因故外出、迁移至外地时，可以凭预防接种证到新的居住地的预防接种单位继续完成规定的疫苗接种。在新居住地接种一类疫苗，同样是免费的。

8 宝宝生病了没有接种疫苗，什么时候补种？

一般疾病痊愈后 1 ～ 2 周可以接种疫苗。

第二节　减少疫苗不良反应的妙招

李女士听说打疫苗后宝宝会发热、哭吵，甚至发生过敏性休克，有些担心。咨询儿科专家后，了解了不良反应发生的原因及如何预防，悬着的心放下来了。

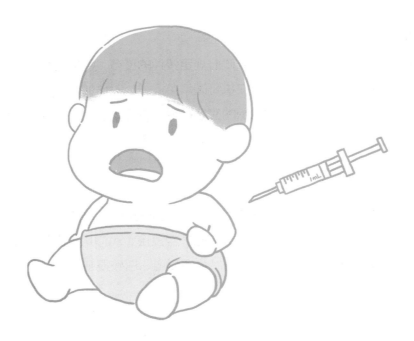

1 宝宝出现哪些情况暂时不能接种疫苗？

当机体处于某种疾病状态，或处于某种特殊健康状态的时候，接种疫苗会增加发生严重不良反应的风险，这种状态就是我们说的禁忌证。当有禁忌证的时候，是需要暂缓接种疫苗的。

接种禁忌证包括但不仅仅包括以下情况：

（1）急性传染病的潜伏期、前驱期、发病期、恢复期（一般是指病后1个月内）。

（2）重症慢性疾病：如活动性肺结核、心脏代偿功能不全、急慢性肾病、肝硬化、血液系统疾病、活动性风湿病等。

（3）过敏：有较严重过敏反应的疾病，如支气管哮喘、血小板减少性紫癜、荨麻疹等。

（4）神经系统疾病：如癫痫发作期、进行性脑病等。

（5）严重的营养不良、严重的佝偻病等。

（6）免疫功能紊乱、免疫功能缺陷性疾病、使用免疫抑制剂者。

（7）既往接种同种疫苗后，出现严重不良反应（如过敏反应、不明原因抽搐，脑病等），不再继续接种这种疫苗的其他针次。

2 宝宝接种疫苗后能否洗澡？

可以。但要注意以下几点：

（1）洗澡时间：建议在接种疫苗 6 ~ 8 小时后。若接种的是卡介苗，建议在接种卡介苗 24 小时后再洗澡。

（2）洗澡时，尽量不要弄湿和搓揉接种部位。

（3）防止受凉。

3 宝宝接种疫苗后发热怎么办？

发热是接种疫苗后最常见的反应之一。多为低热，且为一过性。

（1）体温 ≤ 38.5℃，以物理降温为主，用温水擦拭全身，多喝温开水。

（2）体温 38.5 ~ 39℃，可以根据伴随症状选择处理方法：若精神状态好，无其他不适（如烦躁不安）可严密观察，并选择物理降温；若出现烦躁不安或精神不振，则需在儿科医生的指导下使用药物降温。

（3）体温 ≥ 39℃，需要看儿科医生。

4 什么是预防接种不良反应？

合格的疫苗在规范接种之后，机体发生了与预防接种目的无关或意外的有害反应，称为预防接种不良反应。按发生的相对严重程度、发生频率，将预防接种不良反应分为一般反应和异常反应。

5 为什么会出现不良反应？

引起预防接种不良反应的原因十分复杂，既可以是疫苗本身的特性导致，也可以是接种疫苗的个体本身所具有的差异所致，或是两者共同作用的结果。

6 如何减少不良反应的发生？

不良反应是不可能完全避免的，但是根据可能导致不良反应的几个因素来采取针对性的措施，是可以减少不良反应发生的。

（1）选择反应温和、免疫原性良好的疫苗。

（2）选择联合疫苗，减少接种次数，从而减少不良反应发生的概率。

（3）接种前主动观察受种者的身体健康状况、接种时及时告知医生受种者的身体情况，避免在身体处于禁忌的状态下接种疫苗。

（4）正确认识和掌握接种疫苗后的不良反应，学会积极、正确的处理方式。

7 **宝宝接种卡介苗后，接种部位皮肤出现红肿化脓怎么办？**

接种卡介苗后 2 周左右，局部皮肤可出现红肿、小硬结，逐渐软化形成小脓包，8 ~ 12 周后结痂。这是接种疫苗后的正常反应。如果局部脓肿和溃疡直径超过 10 mm 或长期不愈（大于 12 周）或发现淋巴结（一般是接种侧腋下）肿大，应及时到医院就诊。

第三节　揭秘特殊情况宝宝的预防接种

早产宝宝、黄疸宝宝、宝宝有湿疹、巨细胞病毒感染、宝宝静脉注射丙种球蛋白后是否可以接种疫苗？我们将为您揭晓答案。

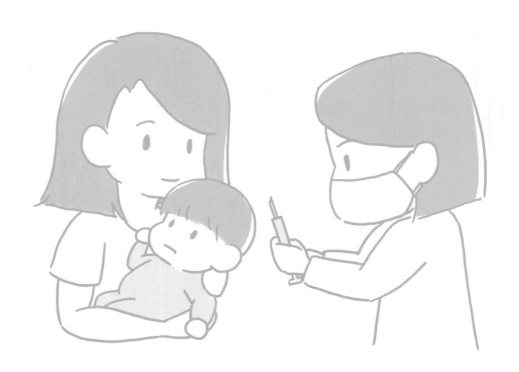

1 **早产宝宝可以接种乙肝疫苗和卡介苗吗？**

乙肝表面抗原阳性或不详的妈妈所生的早产宝宝，应在出生后 24 小时内尽早接种第一剂乙肝疫苗，接种之后 1 个月，再按 0、1、6 个月程序完成 3 剂次乙肝疫苗接种。乙肝表面抗原阳性妈妈所生宝宝，出生后接种第 1 剂乙肝疫苗的同时，在不同（肢体）

部位肌内注射 100 U 乙肝免疫球蛋白。危重早产宝宝应在生命体征平稳后尽早接种第 1 剂乙肝疫苗。

出生体重小于 2.5 kg 的早产宝宝，暂缓接种卡介苗。待体重满 2.5 kg、生长发育良好后，可以接种卡介苗。

2　有黄疸的宝宝可以接种疫苗吗？

生理性黄疸、母乳性黄疸宝宝身体健康状况良好，可以按免疫程序接种疫苗。病理性黄疸宝宝生命体征平稳，可以接种乙肝疫苗。病理性黄疸宝宝需要及时查明病因，暂缓接种其他疫苗，建议前往专科门诊就诊。

3　宝宝静脉注射免疫球蛋白后可以接种疫苗吗？

可以接种除含麻疹成分疫苗以外的其他疫苗。正常人群都经过麻疹的人工免疫或自然感染，从健康人血中提取的免疫球蛋白中含有一定量的麻疹抗体，因此要暂缓接种含麻疹成分的疫苗。

4　有湿疹的宝宝可以接种疫苗吗？

湿疹宝宝可以接种各类疫苗，且接种疫苗后不会加重湿疹的症状。但接种时要避开湿疹部位。

5　宝宝发生巨细胞病毒感染可以接种疫苗吗？

巨细胞病毒感染无临床症状者、有后遗症但无巨细胞病毒复制者可以接种疫苗。

第十章

让宝宝远离危险

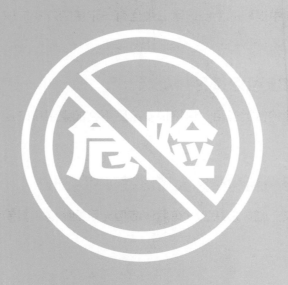

　　宝宝出生了，新手爸妈经常会担心宝宝的安全问题。如给宝宝洗澡的水会不会太烫了？可否给宝宝使用热水袋保温？如何预防宝宝呛奶？宝宝是单独睡还是和妈妈一起睡？宝宝的衣服是否穿得越多越好？在照护宝宝时，如何做到心中有数，防患于未然，避免宝宝发生意外伤害……让我们来一起学习。

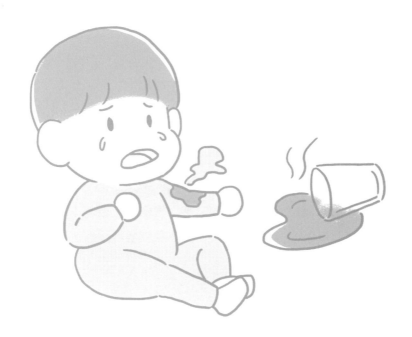

1　导致宝宝烫伤的原因有哪些？

　　烫伤在新生宝宝皮肤伤害中十分常见，可以发生在给宝宝保暖、沐浴及喂养时，主要原因包括：

　　（1）照顾者思想落后：过度保暖，如认为新生宝宝怕冷，直接将热水袋接触宝宝或将取暖器长时间照射局部身体。

　　（2）缺乏照护知识：沐浴、游泳时未测量水温而直接将宝宝放入水中，或担心宝宝受凉，给新生宝宝沐浴时擅自添加热水。

　　（3）照顾者不细心：使用温度较高的热水冲调奶粉后未试温而急于喂哺导致宝宝消化道烫伤。

2　如何防止宝宝烫伤？

　　（1）每一名可能接触到新生宝宝的照顾者都要学习如何正确给宝宝保暖、沐浴和喂养等。

（2）进行科学照护：如果宝宝不够温暖，应该先将宝宝放到妈妈怀里或者身边，尽量避免使用热水袋、电热袋保暖。如果一定要使用，应用毛巾或棉布包裹，热水温度低于 50℃，并且要经常变换位置并检查是否漏水。

（3）洗澡时宝宝应远离热水瓶和热水盆，先用照顾者手肘内侧测试洗澡水温度，不凉不烫（水温 40℃左右）后才可以抱宝宝洗澡，不能边抱宝宝边拿暖水瓶或者边放热水。如果烧水洗澡，应先在盆子里放冷水后放热水。

（4）使用电暖器或者红外线照射取暖，保持安全距离，并定时移动，照顾者要一直守候在旁边，定时用手触摸照射部位感受宝宝皮肤温度。

（5）人工喂养的宝宝，冲调好奶液后，先用手背感觉奶温合适后再喂。

3 宝宝烫伤了怎么处理？

宝宝烫伤后要立即脱离热源，用流动凉水持续冲洗伤口 10 分钟或更长时间，冲洗时轻柔除去或剪开衣物，保持创面干净及水疱完整，烫伤部位覆盖干净纱布或毛巾转送到医院。切忌揉搓烫伤部位，不使用盐、牙膏、酱油及肥皂等涂抹伤口，避免造成感染。

4 新生宝宝为什么会发生呛奶？

新生宝宝食管下部贲门括约肌发育不成熟，不能随着食物下咽而紧闭，且胃呈水平位，而幽门括约肌发育较成熟，在宝宝吸气或者哭闹时，贲门呈开放状态，犹如一个平放的装满液体的玻璃瓶，可使胃内乳汁反流入食管，引起溢乳或呕吐。新生宝宝一般处于卧位或横抱位，气管位于食管下侧，溢出的奶液容易误吸入气管发生呛奶，呛奶量少可吸入肺部深处造成吸入性肺炎，如果呛奶量大会引起呼吸道堵塞，不能呼吸，造成窒息，危及生命。

5 如何预防宝宝发生呛奶？

母乳喂养的妈妈如果泌乳过快或奶量过多时，用手指轻压乳晕，避免奶水直接喷射到宝宝咽喉部。喂养时应观察宝宝面色及表情，如果嘴角溢出奶水或者呛咳，应立即暂停喂奶。

人工喂养时奶瓶底部应高于奶嘴，奶嘴部分充满奶液，防止吸入空气。奶嘴开孔适度，购买适合月龄的奶嘴型号，尽量不自行剪开奶嘴。

避免宝宝哭闹或者十分饥饿的时候喂奶，每次喂哺量不宜过大，不要因为想让宝宝多吃一点而过度喂养。

每次喂奶后应将宝宝竖抱，头部侧放在成人肩膀上，并用手掌轻拍宝宝背部，以利于胃内空气排出。对于经常吐奶的宝宝要在排空胃内空气后，再将其放在小床上侧睡一段时间，照顾者要在旁边守护至少半小时。照顾者夜间给宝宝喂奶最好坐起来，在清醒状态下喂完，待宝宝睡熟后再休息。

6 宝宝呛奶了怎么办？

如果宝宝发生溢奶或轻微呛奶，照顾者应保持镇定，宝宝自己会调整呼吸及吞咽，注意密切观察宝宝呼吸状况及面色变化。如果宝宝平躺时大量吐奶，应迅速将宝宝的脸侧向一边，避免奶液流入咽喉及气管。可将纱布或手帕缠在手指上伸入宝宝口腔，快速清理吐出来的奶液，保持呼吸道通畅，鼻腔内的呕吐物可使用小棉棒清理。如果宝宝憋气不能呼吸或者脸色发青，表示呕吐物已经进入气管，此时立即将宝宝俯卧在成人膝部，手掌用力拍打宝宝后背肩胛中间部位 4 ～ 5 次，使其能够咳出。如果仍无效，马上拍打刺激宝宝脚底板，使其疼痛而哭出来，加深呼吸以增加氧气吸入。在进行以上急救过程时，应同时将宝宝送往医院检查。

7 引起宝宝窒息的主要原因有哪些？

（1）大人和宝宝同睡一床：妈妈产后身体虚弱，为方便照顾宝宝或担心宝宝睡觉冷，往往喜欢让宝宝与妈妈同睡一个被窝，并将宝宝包裹严实如蜡烛样，大人熟睡时容易出现手臂、棉被等遮盖住宝宝口鼻，而宝宝不会抬头和翻身，容易引起窒息。

（2）照护不当：妈妈躺在床上喂奶，劳累睡着后乳房堵塞宝宝口鼻，导致缺氧窒息。没有及时发现宝宝溢奶或呛奶引起窒息。

（3）疏于监管：随着生育政策的开放，家庭中有大小宝宝，家长忙于其他事务疏于监管，有时较大的宝宝趁家长不注意将坚果、果冻、玩具小零件之类喂入小宝宝口中导致误吸。

8 如何预防宝宝发生窒息？

（1）宝宝单独睡有牢固护栏的婴儿床。

（2）床垫不能太软。

（3）宝宝盖的被子适当，不要盖太多，不使用宽松毯子，避免遮盖口鼻。

（4）床上不放置玩具小零件、塑料包装袋、毛巾、衣物等。

（5）提倡坐位母乳喂养。

（6）不让宝宝单独俯卧位睡觉。

（7）定期查看宝宝，及时发现危险。

9 宝宝发生窒息时如何紧急处理？

一旦发现宝宝口唇肢端发紫，立即清除引起窒息的物件，如包被、衣物及奶液。若怀疑宝宝咽喉部有异物堵塞，但他仍能哭和咳嗽，此时不要拍背和给水喝，应让他继续咳嗽，并立即送往医院。如果宝宝咽喉部异物导致不能哭、咳嗽和呼吸，大人立即将2～3个手指放置于宝宝胸骨中央部，连续按压5次再检查口腔。如果宝宝有呼吸，但意识丧失，可以让其仰卧位，头倾斜向后，用手指伸入口内清除异物。如果宝宝意识丧失并呼吸停止，这时就要进行心肺复苏。用一只手将宝宝的头向后倾斜，用另一只手托起下颌以通畅呼吸道。把口对准宝宝的口和鼻，每隔3秒向宝宝口鼻内小幅度吹一次气，直到宝宝恢复自主呼吸。在进行上述急救措施的同时呼叫120急救中心，转到医院进一步急救。

10 引起宝宝坠落的危险因素有哪些？

家长担心宝宝受凉，或为了方便喂奶，与宝宝同睡一张床，将宝宝挤下床；牵拉床单或床垫时将宝宝掉下床；换人抱宝宝时，一人松手，另一人未接住，导致宝宝坠落；冬天用较厚的被子包裹宝宝，宝宝从被子里滑落；大宝宝擅自抱小宝宝没有抱稳；家长为了哄逗宝宝，采取抛举方式等。

11 如何预防宝宝坠落？

将宝宝放在有保护栏杆的小床上睡觉，换人抱宝宝时要确认抱稳才松手，避免没有行为能力的儿童抱宝宝，照顾新生宝宝时应不离人，家长不做一些危险举动如抛举宝宝等。

12 宝宝发生坠落如何处理？

检查宝宝有无外伤，如有出血用干净布包扎止血，同时送医院进一步检查。

13 可以给宝宝戴手套吗？

尽量不要戴。因为宝宝需要用手探索感知世界，另外手套的残线条可能会缠绕宝宝的手指，引起绳索束带损伤，导致指端缺血甚至坏死。

14 如何预防宝宝发生绳索束带损伤？

宝宝的衣服、袜子穿戴前要剪掉多余的残线，尽量不要给宝宝戴手套、脚套、项圈等，防止线头、绳索缠绕手指、脚趾、脖子等部位，衣服选用柔软的棉质衣服，系衣服的带子不要系得太紧。

15　宝宝发生绳索束带损伤怎么办？

发现残线缠绕宝宝的手指脚趾，家长应赶紧松解线头，如果皮肤颜色变暗，需立即送医院治疗，防止肢端坏死。

16　给宝宝穿衣服越多越好吗？

宝宝穿衣服要适当。如果家长给宝宝穿太多衣服保暖过度或捂闷过久，导致宝宝出现高热、脱水、缺氧等表现，称为捂热综合征，又称蒙被缺氧综合征，是儿科的一种急症，需要立即救治。

17　如何预防宝宝发生捂热综合征？

适度保暖，给宝宝穿衣服不要过多，尤其是早产宝宝。每天测量宝宝的体温，根据体温和气温给宝宝增减衣服。

18　宝宝发生捂热综合征如何处理？

家长发现宝宝有捂热综合征的表现，应立即将宝宝抱到通风的地方，松开包被，脱掉衣服进行降温，同时送医院。

❤ 参考文献 ❤

[1] [美]托马斯·W.黑尔,[美]希拉里·E.罗.药物与母乳喂养[M]. 17版.辛华雯,杨勇,译.上海:上海世界图书出版公司,2019.

[2] 安力彬,陆虹.妇产科护理学[M].6版.北京:人民卫生出版社,2017.

[3] 谢幸,孔北华,段涛.妇产科学[M].9版.北京:人民卫生出版社,2018.

[4] 任钰雯,高海凤.母乳喂养理论与实践[M].北京:人民卫生出版社,2018.

[5] 陈宝英,刘宏,王书荃,等.新生儿婴儿护理养育指南[M].北京:中国妇女出版社,2018.

[6] 朱兰,郎景和.女性盆底学[M].2版.北京:人民卫生出版社,2014.

[7] 王惠珊,曹彬.母乳喂养培训教程[M].北京:人民卫生出版社,2014.

[8] 杨月欣,苏宜香,汪之顼,等.哺乳期妇女膳食指南[J].中华围产医学杂志,2016,19(10):721-726.

[9] 王卫平,孙锟,常力文.儿科学[M].9版.北京:人民卫生出版社,2018.

[10] 刘湘云,陈荣华,赵正言.儿童保健学[M].4版.南京:江苏科学技术出版社,2014.

[11] 郝波,江帆.家庭养育与家庭规划[M].北京:人民卫生出版社,2014.

[12] 崔焱,仰曙芬.儿科护理学[M].6版.北京:人民卫生出版社,2017.

[13] 罗荣,金曦.妇幼保健质量与安全管理 儿童保健[M].北京:人民卫生出版社,2019.

[14] 蒋竞雄,赵丽云.婴幼儿营养与体格生长促进[M].北京:人民卫生出版社, 2014.

[15] 中国疾病预防控制中心妇幼保健中心.妇幼保健健康教育基本信息[EB/OL].(2019-09-04)[2020-03-31]. http://www.chinawch.org.cn/xzzx/pxzlxz/202003/P020200331567152551066.pdf.

[16] 童笑梅，封志纯 . 早产儿母乳喂养 [M]. 北京：人民卫生出版社，2017.

[17] 刁连东，孙晓冬 . 特殊健康状态儿童预防接种专家共识之一 ——早产儿与预防接种 [J]. 中国实用儿科杂志，2018，33（10）：737-738.

[18] 孙晓冬，郭翔，丁华，等 . 特殊健康状态儿童预防接种专家共识之六——湿疹与预防接种 [J]. 中国实用儿科杂志，2019，34（1）：4-5.

[19] 孔小行，张钧，栾林，等 . 特殊健康状态儿童预防接种专家共识之十一——婴儿黄疸与预防接种 [J]. 中国实用儿科杂志，2019，34（2）：87-88.

[20] 王晓川，孙金峤，孙晓冬，等 . 特殊健康状态儿童预防接种专家共识之二十——静脉注射免疫球蛋白使用者的预防接种 [J]. 中国实用儿科杂志，2019，34（5）：336-337.

[21] 季钗，叶盛，丁华，等 . 特殊健康状态儿童预防接种专家共识之二十五——婴儿巨细胞感染与预防接种 [J]. 中国实用儿科杂志，2019，34（10）：808-809.

[22] 王立新 . 母乳喂养指导手册 [M]. 北京：北京科学技术出版社，2012.

[23] 国家卫生和计划生育委员会 . 预防接种工作规范（2016 年版）[EB/OL]. [2016-12-06]. http://www.nhc.gov.cn/xxgk/pages/viewdocument. jsp？dispatchDate=&staticUrl=/jkj/s3581/201.

[24] 刁连东，翟如芳 . 疫苗应用与安全问答 [M]. 北京：中国医药科技出版社，2017.

[25] 李丽红，刘虎 . 儿童眼病筛查 [M]. 2 版 . 北京：科学出版社，2017.

[26] 孙虹，张罗 . 耳鼻咽喉头颈外科学 [M]. 9 版 . 北京：人民卫生出版社，2018.